D1666060

Methoden der UV-Bestrahlung von Blut —
HOT und UVB
Jakob Segal/Gunther Seng (Hrsg.)

Methoden der UV-Bestrahlung von Blut — HOT und UVB

Grundlagen, Klinik, Praxis
zur Hämatogenen Oxidationstherapie (HOT)
und Ultraviolettbestrahlung des Blutes (UVB)

Herausgegeben von

Jakob Segal und Gunther Seng

Unter Mitarbeit von
K. Buchholz, R. Dehmlow, G. Frick, H. Heine, N. Kliche,
M. Krimmel, S. Müller, G. Pöhlmann, G. Wessel, A. Wiesner
und S. Wiesner

53 Abbildungen, 16 Tabellen

Dr. sc. med. Siegfried Wiesner
FA f. Innere Medizin
Karl-Marx-Str. 12 a
19406 Sternberg
Tel.: 0 38 47 / 22 33

 Hippokrates Verlag Stuttgart

CIP-Titelaufnahme der Deutschen Bibliothek

Methoden der UV-Bestrahlung von Blut – HOT und UVB:
Grundlagen, Klinik, Praxis zur Hämotogenen
Oxidationstherapie (HOT) und Ultraviolettbestrahlung des
Blutes (UVB) / hrsg. von Jakob Segal u. Gunther Seng. Unter
Mitarb. von K. Buchholz . . . – Stuttgart: Hippokrates-Verl.,
1990
 ISBN 3-7773-0984-2
NE: Segal, Jakob [Hrsg.]; Buchholz, Klaus [Mitverf.]

Anschriften der Herausgeber:
Prof. em. Dr. sc. Jakob Segal
Leipziger Straße 43-14/5
DDR-1080 Berlin

Dr. med. Gunther Seng
Lenzhalde 71
7000 Stuttgart 1

Wichtiger Hinweis
Medizin als Wissenschaft ist ständig im Fluß. Forschung und klinische Erfahrung erweitern
unsere Kenntnisse, insbesondere was Behandlung und medikamentöse Therapie anbelangt.
Soweit in diesem Werk eine Dosierung oder eine Applikation erwähnt wird, darf der Leser
zwar darauf vertrauen, daß Autoren, Herausgeber und Verlag größte Mühe darauf ver-
wandt haben, daß diese Angabe genau dem **Wissensstand bei Fertigstellung** des Werkes entspricht. Dennoch ist jeder Benutzer aufgefordert, die Beipackzettel der verwendeten Präpa-
rate zu prüfen, um in eigener Verantwortung festzustellen, ob die dort gegebene Empfehlung für Dosierungen oder die Beachtung von Kontraindikationen gegenüber der Angabe in
diesem Buch abweicht. Das gilt nicht nur bei selten verwendeten oder neu auf den Markt
gebrachten Präparaten, sondern auch bei denjenigen, die vom Bundesgesundheitsamt
(BGA) in ihrer Anwendbarkeit eingeschränkt worden sind.
Geschützte Warennamen (Warenzeichen) werden nicht besonders kenntlich gemacht. Aus
dem Fehlen eines solchen Hinweises kann also nicht geschlossen werden, daß es sich um einen freien Warennamen handele.

ISBN 3-7773-0984-2

© Hippokrates Verlag GmbH, Stuttgart 1990

Printed in Germany 1990
Satz und Druck: Druckerei Sommer GmbH, 8805 Feuchtwangen
Grundschrift: 9.5 auf 10 Punkt Times (System Linotype)

Inhaltsverzeichnis

Autorenverzeichnis

Buchholz, Klaus, Dr. med
Endo-Klinik
Holstenstraße 2
2000 Hamburg 50

Dehmlow, Ronald, Dr. rer. nat.
Forschungsstelle für
Medizinische Biophysikochemie
im Reha-Zentrum Bernau-Waldfrieden
Wandlitzer Chaussee 116
1280 Bernau

Frick, Gerhard, Doz. Dr. sc. med.
Ernst-Moritz-Arndt-Universität
Abt. für Transfusionsmedizin
Friedrich-Loeffler-Straße 23
DDR-2200 Greifswald

Heine, Hartmut, Prof. Dr. rer. nat. med. habil.
Direktor des Anatomischen Instituts
der Universität Witten/Herdecke
Dortmunder Straße 30
5804 Herdecke

Kliche, Norbert, Dr. med.
Königswalder Straße 20
DDR-1092 Berlin

Krimmel, Margret, Dr. med.
Friedrichshafener Straße 1
8990 Lindau

Müller, Siegfried, MR Prof. Dr. sc. med.
Friedrich-Schiller-Universität
Klinik für Innere Medizin
Karl-Marx-Allee 101
DDR-6902 Jena-Lobeda

Pöhlmann, Günter, Dr. sc. med.
Friedrich-Schiller-Universität
Klinik für Innere Medizin
Karl-Marx-Allee 101
DDR-6902 Jena-Lobeda

Segal, Jakob, Prof. em. Dr. sc.
Leipziger Straße 43-14/5
DDR-1080 Berlin

Seng, Gunther, Dr. med.
Lenzhalde 71
7000 Stuttgart 1

Wessel, Gerhard, OMR Prof. Dr. sc. med.
Friedrich-Schiller-Universität
Klinik für Innere Medizin
Karl-Marx-Allee 101
DDR-6902 Jena-Lobeda

Wiesner, Anke, Dr. med.
Karl-Marx-Straße 12A
DDR-2720 Sternberg

Wiesner, Siegfried, Dr. sc. med.
Karl-Marx Straße 12A
DDR-2720 Sternberg

Einleitung

Ein ursprünglich wissenschaftliches, wenn auch kleines Fachgebiet der Medizin stellt sich hier wieder vor. Die Wissenschaft hatte es aus ihrer Obhut entlassen und tut sich nun schwer, es wieder zu integrieren.

Die Frage ist offen, warum HOT und UVB die Verbindung zur Wissenschaft so lange entbehren mußten. Oder, in anderer Formulierung: Sind Hunderte von Ärzten mit therapeutischen Erfolgen mittels HOT/UVB keine Herausforderung für die wissenschaftliche Medizin? HOT und UVB als Außenseitermedizin abzutun verbietet sich, denn sie haben die Integration stets gefordert. Und sie haben ebenso darauf verwiesen, daß die Behandlungsergebnisse mit denselben subjektiven und objektiven Daten zu ermitteln sind, mit denen auch die klinische Medizin ihre Ergebnisse überprüft. Wenn trotz der reichlich vorliegenden klinischen Befunde die traditionelle Medizin dieser neuen Therapie zumeist mit Zurückhaltung, wenn nicht gar mit offener Kritik begegnet, so hat dies natürlich seine Gründe. Die Fortschritte in den letzten Jahrzehnten auf dem Gebiet der Biophysik und Biochemie haben die Kliniker daran gewöhnt, neue Heilverfahren nur zu akzeptieren, wenn ihr Wirkmechanismus zellphysiologisch eindeutig geklärt erschien, und wenn sich daraus abgegrenzte, mit den klinischen Befunden kompatible Indikationen ergaben.

Diese Bedingungen erfüllten HOT und UVB zunächst nicht. Über den physikochemischen Wirkmechanismus gab es nur zwei, im Detail nicht formulierte und experimentell nicht unterbaute, Hypothesen, die den sog. aktivierten Sauerstoffstufen – darunter dem Singulettsauerstoff bzw. den Prostaglandinen einen wichtigen Anteil an der Heilwirkung zuschrieben.

Was die Indikationen anbetrifft, so erweckte das breitgefächerte Wirkungsspektrum der HOT/UVB bei vielen erfahrenen Klinikern Mißtrauen. Gut dokumentierte Berichte lagen vor über Heilerfolge bei arteriellen Verschlußkrankheiten, bei Wundheilungen, als Begleitbehandlung bei Tumoren, bei bakteriellen und viralen Infektionen. Als einziger gemeinsamer Faktor drängte sich der Plazeboeffekt auf. Wer sich nicht der Mühe unterzog, das reichlich vorliegende klinische Material kritisch aufzuarbeiten, konnte leicht zu einer mißtrauischen oder gar ablehnenden Haltung gelangen.

In den letzten Jahren hat sich diese Situation grundlegend geändert. Die durch die UV-Strahlung bewirkten Veränderungen der funktionellen Parameter der zellulären wie auch der löslichen Bestandteile des Blutes wurden mit modernen Laboratoriumsmethoden messend erfaßt. An der Realität von UV-Strahlenwirkung auf das Blut kann nicht mehr gezweifelt werden. Bei In-vitro- wie auch bei Tierversuchen kristallisiert sich immer deutlicher die Vorstellung heraus, wonach HOT und UVB einer Dysregulation biochemischer Zellfunktionen entgegenwirken. Dies erklärt zugleich die so erstaunlich anmutende Vielseitigkeit des Wirkungsspektrums dieser Therapie. Ein anoxischer Erythrozyt, eine Zelle am Wundrand, eine Tumorzelle, eine durch Virus- oder Bakterieninfektion entzündete Zelle – sie alle zeichnen sich durch einen krankhaft veränderten Zellstoffwechsel aus, der die Grenzen des normalen Regelbereichs überschreitet. Hier greifen HOT und UVB regulierend ein.

Unabhängig von diesem überwiegend zellphysiologischen Herangehen gibt es auch vielversprechende Ansätze um den Begriff der Homöostase, der Fähigkeit des Organismus, nach Veränderungen durch äußere oder innere Einwirkungen stets zum Ausgangszustand zurückzukehren.

Nicht nur diese theoretischen Ansätze, sondern die Erfahrungen aus der Praxis zeigen, daß HOT und UVB auf pathologisch veränderte Zellen und/oder Systeme einwirken. Normale physiologische Prozesse, die innerhalb der homöostatischen Regelgrenzen ablaufen, werden nicht beeinflußt. Daraus erklärt sich wiederum das Fehlen von durch HOT oder UVB ausgelösten unerwünschten Nebenwirkungen oder gar Zwischenfällen.

Die HOT hat in der praktischen Medizin seit dem Tode von Federico Wehrli (1892–1964) nun schon mehr als 25 Jahre überlebt. Dies war nur möglich durch den 1957 erfolgten Zusammenschluß von Ärzten, zunächst in der BRD, in einem Verein, der seit 1980 als »Internationale Ärztliche Arbeitsgemeinschaft für HOT (fotobiologische Oxydationstherapie) e.V.« firmiert. Er umfaßt derzeit ca. 250 Mitglieder.

In der DDR waren die Verhältnisse insofern anders gelagert, als sämtliche medizinischen Maßnahmen voll vom Staat getragen wurden. Die Anwendung der UVB bedeutete für den Patienten also keine finanzielle Mehrbelastung. Ihre Anwendung war abhängig lediglich vom Ermessen des behandelnden Arztes. Die »Arbeitsgruppe für UVB« umfaßt zur Zeit etwa 350 Mitglieder. Das bedeutet, daß sich die UVB in der DDR stärker durchsetzen konnte als die HOT in der BRD. Dies ist sicherlich mit ein Verdienst von Siegfried Wiesner, einem in der DDR tätigen Arzt, der ein handliches und billiges UV-Bestrahlungsgerät für das Blut entwickelte.

Es ist noch viel Arbeit zu leisten. Einiges klingt in den Beiträgen dieses Buches an. So stehen z. B. noch klinische Studien darüber aus, welche Wirkungsunterschiede zwischen HOT und UVB bestehen. Auch die Grundlagenforschung ist hier gefordert.

Wenn man nach der Statistik geht, so sind pAVK, Thromboseprophylaxe und Wundheilung, Leberschäden, Virusinfektionen und die Karzinom-Begleittherapie die am meisten erfolgversprechenden Indikationen. Dies wären dann wohl auch die Ansatzpunkte für die weitere experimentelle und klinische wissenschaftliche Forschung.

Die Herausgeber

Historische Entwicklung der UV-Bestrahlung des Blutes

Anke Wiesner und *Siegfried Wiesner*

Anfänge der UV-Forschung

Bereits im Altertum wurde die Wirkung der Sonnenstrahlen zu therapeutischen Zwecken genutzt. Im Mittelalter wandte man sich aus religiösen Gründen vom Licht ab. Damit wird das vermehrte Auftreten der Rachitis in dieser Zeit in Verbindung gebracht. Mit der Entdeckung der Infrarotstrahlung im Jahre 1800 durch *Herschel* sowie besonders der Ultraviolettstrahlung 1801 durch *Ritter* begann die Lichtforschung (Photophysik, -chemie, -biologie, -therapie). Ein hervorragendes Beispiel für klinische Forschung lieferte *Finsen*, der 1903 für seine »aktinische Therapie« des Lupus vulgaris mit Kohlebogenlicht den Nobelpreis für Medizin erhielt. Im folgenden wurde nicht zuletzt dadurch auch die experimentelle Forschung bedeutend intensiviert. Eine wesentliche Voraussetzung zur experimentellen und klinischen Forschung der Strahlenwirkung unter reproduzierbaren Bedingungen war die Entwicklung künstlicher UV-Strahler und der Beginn ihrer industriellen Produktion ab 1906 (Fa. Heraeus/Hanau).
Es wurden folgende wesentliche Erkenntnisse gewonnen:
1. Die Ultraviolett-Ganzkörperbestrahlung ruft neben lokalen auch systemische Reaktionen hervor. Diese äußern sich in einer möglichen Verbesserung des Leistungsvermögens des Organismus, Anregung metabolischer Prozesse sowie Stimulation körpereigener Abwehrreaktionen (13, 35, 175).
2. Eine Voraussetzung zur Auslösung systemischer Reaktionen ist die Absorption der eingestrahlten UV-Energie durch die Haut und das in ihr zirkulierende Blut sowie die Bildung und Fortleitung von Fotoprodukten (92, 148, 185).
3. Ein beträchtlicher Teil der einfallenden UV-Strahlung wird von der Haut gefiltert, so daß vorzugsweise die längerwellige, chemisch weniger wirksame UV-A-Strahlung das Blut erreicht. Allgemein gilt, daß die Eindringtiefe etwa proportional der Wellenlänge ist (Bachem 1931, zit. bei 35).
4. Unterschiedliche Dosierungen und Wellenlängen können z. T. gegensätzliche biologische Wirkungen hervorrufen (10, 13).

Die UV-Bestrahlung des Blutes als Ergebnis experimenteller Medizin

Die bisherigen Darlegungen machen verständlich, daß wesentliche Effekte der UV-Ganzkörperbestrahlung auf den Organismus über das in der Haut zirkulierende Blut vermittelt werden. So lag die Frage nach einer möglichen Wirkungsintensivierung der UV-Bestrahlung durch Umgehung des »Filters Haut« bei direkter Bestrahlung des Blutes nahe. Erste tierexperimentelle Untersuchungen dazu führte *Naswitis* 1922 an der Charité Berlin durch. Dabei zeigte sich im Vergleich zur Ganzkörperbestrahlung ein stärkerer Anstieg der Erythrozyten sowie besonders der Leukozyten. Es muß allerdings einschränkend bemerkt werden, daß keine Vergleiche mit unbestrahltem Blut erfolgten. In den folgenden Jahren durchgeführte Absorptionsmessungen von Haut, Blut, Serum, Lipiden und Proteinen lassen gleiche Wirkungsorte der Haut- und Blutbestrahlung vermuten. Diese Auffassung wird durch neuere Untersuchungen gestützt. Beim Vergleich beider Verfahren ergaben sich ähnliche, wenn auch graduell unterschiedliche metabolische, hämatologische und rheologische Effekte (142). Ein weiterer Grund zur Entwicklung der UV-Bestrahlung des Blutes ergab sich aus der Vorstellung, die bekannte bakterizide Wirkung der UV-Strahlen zur Keimfreimachung des Blutes zu nutzen (6, 89).

Methodische und medizin-technische Entwicklung der UV-Bestrahlung des Blutes

Offenbar unabhängig von den Versuchen *Naswitis'* entwickelten *Becher* u. Mitarb. ab 1925 die erste Vorrichtung zur extrakorporalen Bestrahlung des Blutes am Menschen. Die Autoren schrieben 1935, daß »die Bestrahlung des zirkulierenden Blutes am Menschen technisch möglich und gefahrlos für den Patienten« sei. Bei ihrem Verfahren wurden etwa 700 ml Blut durch einen venovenösen Shunt geleitet. Die Bestrahlung erfolgte dabei während des Durchflusses durch eine zwischengeschaltete Quarzwendel vermittels Höhensonne bei gleichzeitiger Luftkühlung. 1928 berichtete *Knott* aus den USA über die erste erfolgreiche Behandlung einer infolge Sepsis moribunden Patientin mit seinem »Hemoirradiator«. Bei diesem Verfahren wurden 3 ml Blut/kg KG des Patienten im Verhältnis 5:1 mit Natrium citricum gemischt. Das Gemisch wurde vermittels einer Pumpe aus dem Vorratsgefäß über eine zylindrische Bestrahlungskammer mit Quarzfenster intravenös verabfolgt. Das Emissionsspektrum des »UV-Generators« wurde mit 2399 bis 3654 Å angegeben. In Europa inaugurierte 1934 *Havliček* sein Verfahren, bei dem das Blut des Patienten mit einem wassergekühlten UV-Strahler (Bactophoslampe) in einem Becherglas umgerührt und anschließend intramuskulär reinjiziert wurde (Blutmenge 10–20 ml). Ab 1949 beschäftigte sich *Wehrli* in der Schweiz mit der Entwicklung der »Hämatogenen Oxidationstherapie« (HOT). Damit machte er die Versuche von *Kast* zur Oxygenierung und gleichzeitigen UV-Bestrahlung des Blutes praxiswirksam. Bei der Durchführung der HOT wurde in ein Blutvorratsgefäß Sauerstoff eingeleitet, das darin befindliche Blutzitratgemisch auf diese Weise in einen Bestrahlungsraum getrieben. Nach der UV-Bestrahlung kollabierte der Blutschaum, und das in einem Auffangbehälter gesammelte Blut konnte anschließend i.v. oder i.m. injiziert werden. Der verwendete UV-Strahler wies Emissionsmaxima bei den Wellenlängen λ = 254 nm sowie zwischen 313–436 nm auf. Der Spektralbereich zwischen 265 bis 289 nm wurde dabei zur Vermeidung einer Hämolyse ausgefiltert. Später verwendete *Wehrli* Quecksilberniederdruckstrahler mit überwiegendem UV-C-Spektrum. Die von ihm angegebenen Blutmengen betrugen anfangs je nach Indikation bis zu 200 (–400) ml. Später wurden meist 80 ml Blut behandelt. 1963 übernahm *Wiesner* zunächst die HOT und entwickelte mit *Stadtlaender* 1966 eine weitere Variante. In ähnlicher Weise funktioniert heute das umfangreich angewendete »UV-Med-S-Gerät« (29). In der Annahme, daß die bei der HOT praktizierte Sauerstoffaufschäumung des Blutes weniger einen wesentlichen therapeutischen Effekt hat, sondern eher der Oberflächenvergrößerung des zu bestrahlenden Blutes dient, wurde ab 1968 von *Wiesner* u. Mitarb. über verschiedene Varianten eine Quarzküvette entwickelt. Das Ziel war die Bestrahlung des Blutes in einer möglichst dünnen Schicht ohne Sauerstoffzugabe. Auch dieses Verfahren (FMR-10-UV-Blutbestrahlungsgerät) wird gegenwärtig umfangreich genutzt bzw. in Modifikation angewendet (55, 56, 131). Die dafür gebräuchliche Bezeichnung »UVB« kennzeichnet jedoch nicht den verwendeten UV-Spektralbereich, sondern bedeutet rein deskriptiv »Ultraviolett-Bestrahlung des Blutes«. In der Sowjetunion hat sich die Bezeichnung »Ultrafiolet oblutschenie krovi« – »UFOK« eingebürgert. Bei dem letztgenannten Verfahren wird vorrangig der UV-C-Anteil des Ultraviolettspektrums therapeutisch genutzt. Eine Festlegung auf eine jeweils bestimmte Wellenlänge für definierte biologische Effekte ist gegenwärtig noch nicht möglich, da eine lückenlose Kausalkette zur Wirkungsweise sowie Dosis-Wirkungsbeziehungen bisher nicht ausreichend erforscht sind. Die vorliegenden klinischen und experimentellen Ergebnisse bestätigen die Wirksamkeit der verwendeten UV-Strahlungsquellen bei bestimmten Indikationen (55). In jüngster Zeit wurde von *Fisch* u. Mitarb (Lit. bei 187) eine Vorrichtung zur UV-A-Bestrahlung des Blutes (UVAB) vorgestellt. Dabei werden dem Patienten 300 ml Blut-Zitratgemisch unter UV-A-Bestrahlung in einem Einmalgebrauchssystem innerhalb von 90 Minuten retransfundiert. Ausreichend gesicherte Ergebnisse stehen noch aus.

Indikationen und Ergebnisse bei der klinischen Anwendung

Eine Analyse der umfangreichen Literatur zur Anwendung der UV-Bestrahlung des Blutes in ihren unterschiedlichen Varianten weist eine sehr breite Indikationspalette auf. Sie beruht auf der Sammlung von Kasuistiken sowie einigen Therapiestudien. Die Vielfalt der Indikationen läßt zunächst den Eindruck einer kritiklosen Anwendung entstehen. Bei näherer Betrachtung wird jedoch deutlich, daß die Mehrzahl sich pathogenetisch in zwei große Krankheitsgruppen einordnen läßt:
1. Entzündliche Erkrankungen unterschiedlicher Genese einschließlich septischer Prozesse.
2. Erkrankungen mit Störung der Durchblutung unterschiedlicher Lokalisation und Schweregrade besonders im Bereich der Mikrozirkulation.

Als eine historische Indikation zur UV-Bestrahlung des Blutes kann die Behandlung der Lungentuberkulose Anfang der 30er Jahre gelten. Die Anwender sahen bei noch fehlenden spezifischen Möglichkeiten der Therapie vorübergehende Besserungen des Allgemeinzustandes und eine Gewichtszunahme der Patienten. Günstige Effekte wurden bei extrapulmonalen Formen der Tuberkulose mit Rückgang bzw. Ausheilung von Eiterungen und Fistelbildungen beschrieben. Besonders betonten die Autoren eine deutliche Besserung der sekundären Anämie auch bei anderen Grundleiden. Die Wirkung wurde teilweise sogar als der Transfusion überlegen bezeichnet. *Wehrli* und andere bestrahlten später auch Fremdblut. Sie wiesen auf eine damit mögliche Einsparung von Konservenblut hin.

Sowohl in Europa als auch in Amerika wurde die Blutbestrahlung in der Vorära der Antibiotika jedoch zunächst überwiegend zur Behandlung der hochakuten Pneumonie sowie bakteriell-entzündlicher und septischer Erkrankungen anderer Lokalisationen mit gutem klinischen Erfolg angewendet (68, 111, 136 – Lit. bei 188). Günstige Verläufe wurden auch bei akuten Virusinfektionen wie z. B. Pneumonie, Hepatitis, Meningitis, Poliomyelitis geschildert (111). Übereinstimmend beschrieben die Autoren folgende Beobachtungen im klinischen Verlauf nach Therapie: rasches Verschwinden einer bestehenden Zyanose und Dyspnoe, Nachlassen der Schmerzen, rapider Temperaturabfall und schnell eintretender »Detoxikationseffekt« mit der Besserung toxischer Symptome in 24–48 Stunden. Diese Ergebnisse sind auch deshalb bemerkenswert, weil die Blutbestrahlung in den meisten Fällen erst nach Versagen der damals üblichen Sulfonamidtherapie angewendet wurde. *Przemek* betonte 1952, daß eine auf die Blutbestrahlung folgende Therapie besonders gut anspricht und sah darin eine Möglichkeit zur Behandlung antibiotika-

resistenter Fälle. Mit dem Siegeszug der Antibiotika (bekannte Wirkungsweise, hohe Wirksamkeit, einfache Handhabung) geriet jedoch die Blutbestrahlung als Behandlungsmethode entzündlicher und septischer Erkrankungen in Vergessenheit. Mit der Ausbildung resistenter Keime und Zunahme des Hospitalismus gewann sie aber in den letzten Jahren erneut an Interesse. So wird sie heute von sowjetischen Autoren wie *Kariakin* u. Mitarb. (1983), *Potashov* (1977) und *Ganelina* und *Samoilova* (1986) im Komplexprogramm der Intensivmedizin wieder erfolgreich zur Behandlung der Sepsis genutzt. Die Autoren beschreiben mit den früheren Erfahrungen übereinstimmende klinische Beobachtungen: deutliche Senkung der Mortalitätsrate, schnelle Besserung des Allgemeinzustandes, Abkürzung der Hospitalisations- und Rekonvaleszenzphase. *Kariakin* u. Mitarb. fanden eine vergleichsweise niedrigste Mortalität bei der Kombination von Hämosorption und UFOK. Vereinzelt wird die Blutbestrahlung gegenwärtig auch zur präoperativen Behandlung vor belastenden Eingriffen empfohlen (*Potashov* (131); *Buchholz*, in (29)). Als erster hatte jedoch schon 1943 *Rebbeck* die Hemoirradiation als ein sicheres Mittel der prä-und postoperativen Prävention bezeichnet. So konnte insbesondere bei Risikopatienten und älteren Patienten mit dekompensiertem Kreislauf das Operationsrisiko herabgesetzt und eine bemerkenswerte Verringerung der Morbidität und Mortalität erreicht werden.
Einzelne Autoren gaben früher auch positive Ergebnisse bei der Behandlung der Osteomyelitis, Furunkulose und des Erysipels mit der UV-Blutbestrahlung an. 1982 wurde die UFOK von *Karandashov* u. Mitarb. in der Stomatologie zur Behandlung von Phlegmonen im Gesichts- und Halsbereich angewendet. Die günstigen Ergebnisse führten zur Herausgabe einer Therapieempfehlung (138).
Als theoretische Begründung für die the-rapeutische Wirkung der UV-Blutbestrahlung bei den o.g. Indikationen diente zunächst der experimentell nachgewiesene bakterizide Effekt. So konnten im Jahre 1928 *Knott* und *Edblom* bei der UV-Bestrahlung staphylokokkeninfizierten Blutes in vitro schon nach sehr kurzer Einwirkungszeit kein Bakterienwachstum mehr nachweisen. Weitere experimentelle Untersuchungen an Tieren mit künstlich erzeugter Sepsis führten zu der Feststellung, daß zur Erzielung steriler Blutkulturen ohne gleichzeitige Schädigung der Erythrozyten die Behandlung und Reinfusion einer Blutmenge von $1/16$ bis $1/12$ des geschätzten Gesamtvolumens ausreicht. In den folgenden Jahren wurde der Nachweis steriler Blutkulturen nach Reinfusion bestrahlten Blutes bei Patienten mit septischen Erkrankungen von einer Reihe anderer Autoren erbracht.
Zu der Frage nach dem Zustandekommen des bakteriziden Effektes bei dem im Verhältnis zum Gesamtvolumen nur relativ kleinen bestrahlten Anteil des Blutes vertrat *Hancock* (1942) folgende hypothetische Auffassung: Durch eine UV-induzierte Destruktion von Bakterien und Viren kommt es zur Entstehung einer »autologen Vakzine« im bestrahlten Blut. Durch eine kumulative und zusätzlich bakterizide Wirkung der gleichzeitig ausgelösten sekundären Chemolumineszenz des Blutes wird dieser Prozeß verstärkt. Daneben wird eine Inaktivierung von Toxinen ausgelöst. Den klinischen In-vivo-Beweis für diese lediglich aus In-vitro-Versuchen bekannte UV-Wirkung sah *Hancock* (1942) (Lit. bei 188) in dem schnellen Verschwinden der toxischen Symptome bei den wegen Sepsis behandelten Patienten. 40 Jahre später gelangten *Kholmogorov* (in 57) und andere Autoren im Ergebnis spektralanalytischer und Chemolumineszenz-Untersuchungen sowie dem Nachweis bestimmter freier Radikale zu ähnlichen Schlußfolgerungen.
Nach ihrer Auffassung laufen im be-

strahlten Blutplasma selbst sowie auch an den darin befindlichen Fremdeiweißen der Bakterien oder Viren Fotolyse- bzw. Fotosyntheseprozesse ab. Die entstehenden Eiweißbestandteile können als Antigene wirken und so eine unspezifische bzw. spezifische Immunantwort des Organismus hervorrufen (»Polyimmunisation«). Daneben wird ein Einfluß auf Antigen-Antikörperreaktionen angenommen. Dazu vorliegende Untersuchungen scheinen das zu bestätigen. Einen wesentlichen Anteil an der antientzündlichen Wirkung der UV-Blutbestrahlung hat die von zahlreichen Untersuchern nachgewiesene Steigerung der Phagozytoseaktivität (47, 89, 141). Bisher vorliegende Befunde zum Verhalten der Lymphozyten weisen auf eine Vermehrung der B- und T-Lymphozyten sowie eine Funktionssteigerung dieser Zellen hin.

Neben den entzündlichen Erkrankungen bilden die Durchblutungsstörungen die zweite Hauptgruppe der Indikationen zur Anwendung UV-bestrahlten Eigenblutes. Über eine positive klinische Wirkung berichtete zuerst *Havliček*. Zwei Jahrzehnte später behandelte *Wehrli* mit der HOT Patienten mit arterieller Verschlußkrankheit. Seine günstigen Ergebnisse wurden bis heute von anderen Anwendern bestätigt (28, 75, 95, 190), z. B. Verbesserung der Gehleistung, Nachlassen bis Verschwinden der Ruheschmerzen, Abheilung ischämischer Ulzerationen. Angeregt durch die klinischen Ergebnisse erfolgten sporadisch etliche Untersuchungen zur Klärung der Wirkungsweise: *Wehrli* fand 1949 eine Erweiterung verengter Kapillaren nach der HOT, *Wennig* (1956) eine Verbesserung der Phagozytose sowie eine Aufhebung der Geldrollenbildung der Erythrozyten, *Kapfhammer* und *Ziegler* (1957) Verschiebungen des pH-Wertes, *Hötzel* (1959) Abfall des Pyruvats. *Albers* und *Kromphardt* beschrieben 1960 eine verstärkte Sauerstoffabgabe des Blutes in vitro. *Stadtlaender* registrierte 1969 einen

Peroxydaseabfall in den Granulozyten sowie im Warburg-Versuch einen verstärkten Pyruvatumsatz. *Zilliken* sah 1979 im Singulett-Sauerstoff einen Wirkungsfaktor der HOT (Lit. bei 55).

Eine Interpretation der Wirkung der HOT bei Patienten mit arterieller Verschlußkrankheit konnten jedoch die o.g. Befunde nicht geben, da eine Reihe der Untersuchungen nur in vitro stattfand bzw. wesentliche angiologische Parameter und ihre vielfältigen Interaktionen nicht berücksichtigte. Inzwischen konnte durch weitere klinische und experimentelle Untersuchungen die Wirksamkeit der UV-Blutbestrahlung bei Patienten mit arterieller Verschlußkrankheit bestätigt werden.

Immer wieder wurde von den Anwendern auch über einen günstigen Einfluß auf das Angina-pectoris-Syndrom berichtet (*Havliček, Wehrli, Doerfler*). *Lukjanova* u. Mitarb. (1975) und *Ganelina* u. Mitarb. (1986) registrierten bei schweren Stenokardien und beim Postinfarktsyndrom unter der UVB ein Nachlassen bzw. Verschwinden der Ruheschmerzen sowie eine deutliche Verminderung der Belastungsschmerzen. Der Nitrangin®-Verbrauch konnte auf 10 % gesenkt werden, Analgetika wurden nicht mehr benötigt. Die Rezidivhäufigkeit des Infarktes ging im Vergleich zur Kontrollgruppe, die mit Medikamenten behandelt wurde, deutlich zurück.

Die Geschichte der UV-Blutbestrahlung liefert Beispiele dafür, wie wesentlich bis heute die sorgfältige Beobachtung und Dokumentation auch von Nebeneffekten ist. So waren Angaben von Patienten über eine Verbesserung ihres Sehvermögens und Gedächtnisses der Anlaß für gezielte Untersuchungen, aus deren Ergebnis neue Behandlungsmöglichkeiten hervorgingen. So führte *Koester* (90) die UVB als alternative Therapie in der Ophthalmologie ein. Sie erwies sich bei Durchblutungsstörungen am Augenhintergrund (sklerotische und diabetische Retinopathie, Makuladegeneration) und besonders bei endogenen Augenerkrankungen (z. B. Uveitis, Iridozyklitis) als wirksam. Als Ergebnis werden eine Besserung des Visus und des Gesichtsfeldes der Patienten registriert, entzündliche Schübe treten seltener auf und verlaufen in abgeschwächter Form.

In analoger Weise erfolgten Überprüfungen der Hirnleistung (22, 88). In vergleichenden Untersuchungen fand *Klink* bei Patienten mit zerebrovaskulärer Insuffizienz nach der UVB eine signifikante Verbesserung der meisten geprüften Parameter wie z. B. der verbalen Merkfähigkeit, der Konzentration und des kognitiven Tempos. Da Störungen der Mikrozirkulation beim Hörsturz eine Rolle spielen, erfolgten auch hier Behandlungsversuche mit der UV-Blutbestrahlung. Die Ergebnisse erscheinen erfolgversprechend (50).

Erkrankungen im venösen Gefäßsystem erwiesen sich ebenfalls als eine dankbare Indikation für die Anwendung der UV-Blutbestrahlung. Erste positive Erfahrungen über die Behandlung der akuten fieberhaften Thrombophlebitis lieferte *Miley* 1943 (Lit. bei 188). Später wurde die gute »Ansprechbarkeit« von Phlebitiden und Thrombosen sowie des postthrombotischen Syndroms auch bei bislang therapieresistenten Fällen von einer Reihe anderer Anwender bestätigt, ebenso eine beschleunigte Heilung des chronischen Ulcus cruris. Günstige Effekte wurden auch bei Störungen der Wundheilung und Verbrennungen gesehen (29, 85).

Bei der Entwicklung der UV-Blutbestrahlung wurde außerdem eine ganze Reihe weiterer Indikationen beschrieben, von denen die meisten bis heute – wenn auch in verschiedenem Umfang – genutzt werden. Die nachfolgende Übersicht über die Indikationsempfehlungen internationaler Anwendergruppen soll einen zusammenfassenden Überblick geben.

Indikationen der American Blood Irradiation Society 1945

– akute und rezidivierende Infektionen im Sinne septischer Erkrankungen einschließlich Puerperalsepsis, Karbunkulose
– Virusinfektionen
– allergische Krankheiten einschließlich Asthma bronchiale
– Magen-Darm-Geschwüre
– Arthropathien

Indikationen der Internationalen Ärztlichen Arbeitsgemeinschaft für HOT 1971
– allgemeine Arteriosklerose
– periphere arterielle Durchblutungsstörungen
– akute und chronische Lebererkrankungen
– rheumatische Erkrankungen
– Altersdiabetes
– »Aufbrauchkrankheiten«
– akute und chronische Erschöpfungszustände
– Migräne
– Nachbehandlung des Karzinoms

Indikationen zur UVB in der DDR 1981
– periphere arterielle Verschlußkrankheiten (Stadium II–IV nach Fontaine)
– zerebrovaskuläre Insuffizienz
– Durchblutungsstörungen am Auge und endogene Augenkrankheiten
– Thrombose, postthrombotisches Syndrom, Ulcus cruris
– Migräne
– Morbus Sudeck
– Störungen des Metabolismus (Hyperlipidämie, Arthritis urica)
– Psoriasis, chronisches Ekzem
– Hörsturz

Indikationen zur UFOK in der Sowjetunion 1982
Humanmedizin
– ischämische Herzkrankheiten
– periphere arterielle Verschlußkrankheit
– septische Erkrankungen
– Furunkulose
– Erysipel
– Verbrennungskrankheit
– Dyspepsie

Veterinärmedizin
- Bronchopneumonie bei Kälbern
- Erhöhung der Resistenz bei landwirt-
  schaftlichen Nutztieren

Die UVB als interdisziplinäres Forschungsgebiet

Die auf das Blut einwirkenden UV-
Strahlen können von zahlreichen Biopo-
lymeren absorbiert werden. Als solche
kommen nach *Lang* (in 10) Nukleinsäu-
ren, Proteine, Polysaccharide, Lipide,
Lipoproteine und Pigmente in Betracht.
Da Biopolymere zugleich strukturelle
und funktionelle Aufgaben der Zellen
erfüllen, wird verständlich, daß über die
UV-Strahlung zahlreiche biochemische
und physiologische Vorgänge beeinflußt
werden können. Es kommt hinzu, daß
UV-Dosis und Ausgangszustand des bestrahlten Organismus den UV-Effekt
modifizieren können. Um die UV-Therapie (auch die UV-Bestrahlung des
Blutes) zu objektivieren und optimieren
zu können, bedarf es deshalb einer in-
terdisziplinären Forschung.
Für die klinisch-experimentelle Forschung hat es sich als günstig erwiesen,
die arterielle Verschlußkrankheit als kli-
nisches Modell zu wählen: Angiologische
Parameter (Gehstrecke, ischämische
Schmerzen und Ulzerationen) können
relativ gut erfaßt werden, paraklinische
Parameter (O_2- und Substratstoffwech-
sel, hämodynamische, hämorheologische
und hämostaseologische Vorgänge) sind
geeignet, pathophysiologische Prozesse
zu interpretieren. Weiterhin ist aus der
Literatur zu entnehmen, daß die angio-
logisch relevanten Parameter unter dem
Einfluß von UV-Strahlen Änderungen
erfahren, daß UV-bestrahltes Eigenblut
bei der arteriellen Verschlußkrankheit
besonders günstig wirkt.
Anhand des nachfolgenden Arbeitsschemas (Abb. 1) sind die wesentlichen
Vorgänge der arteriellen Verschlußkrankheit dargestellt. Für eine wirksame
Gefäßtherapie ist zu fordern, daß Effek-

te an einem oder mehreren Punkten dieses Schemas Veränderungen ergeben
müssen. Anhand dieses Arbeitsschemas
konnten folgende Effekte der UV-Bestrahlung des Blutes gesichert werden:
- Zunahme der Gehleistung (11, 55,
  127, 140, 197)
- Verbesserung des Fließverhaltens des
  Blutes (4, 139)
- Zunahme der poststenotischen
  Durchblutung (11, 127, 198)
- Verbesserung der gestörten Sau-
  erstoff- und Substratutilisation (3, 55,
  192)
- Senkung der Thrombozytenadhäsivi-
  tät (11, 47) und des Fibrinogenspiegels
  (127)
- positive Effekte auf das antioxidative
  Potential (86, 102)
Die Wirksamkeit der UV-Blutbestrahlung auf bestimmte Parameter konnte in
vergleichenden Untersuchungen gesichert werden. Dabei ist wesentlich, daß
die Effekte am deutlichsten bei pathologischen Ausgangswerten auftraten. Aufgrund der bisherigen interdisziplinär er-
brachten klinischen und experimentellen
Ergebnisse kann die UV-Blutbestrahlung als alternative Therapie der arteriellen Verschlußkrankheit empfohlen werden, zumal keine wesentlichen unerwünschten Nebenwirkungen auftreten
(8, 137).
Trotzdem sind weitere Untersuchungen
notwendig, um die UV-Bestrahlung des
Blutes bei Durchblutungsstörungen noch
effektiver einsetzen zu können und ihre
Anwendung auch bei anderen Indikationen weiterhin wissenschaftlich zu be-
gründen und zu optimieren. Bereits 1950
forderte *Bajewsky* Untersuchungen zur
Wirkung bestimmter Wellenlängen mittels Monochromatoren. Damit wäre
gleichzeitig die Isolierung klinisch wirksamer Fotoprodukte möglich. Ferner
sind Bestimmungen zur effektiven Dosis
notwendig, wie auch die Ergebnisse von
Geserick u. Mitarb. (1987) zeigen. Die
Rolle der zusätzlichen Sauerstoffaufschäumung muß in vergleichenden Un-

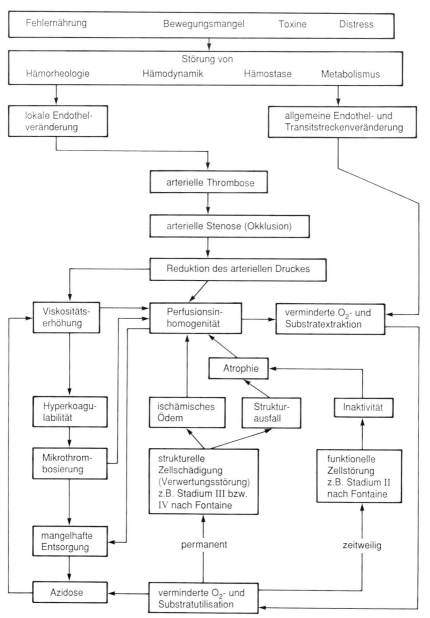

Abb. 1   Interaktion klinischer, rheologischer, hämodynamischer, metabolischer und hämostaseologischer Faktoren bei peripherer arterieller Verschlußkrankheit (Arbeitsschema)

tersuchungen weiter erforscht werden.
In der Reihe der Probleme der notwendigen Verfahrensoptimierung ist u. a.
auch die gleichlaufende weitere wissen-
schaftlich-technische Entwicklung von
Bestrahlungs- und Meßgeräten zu nennen.

Methode und Technik

HOT*

Gunther Seng

UV-Bestrahlung von mit Sauerstoff aufgeschäumtem Blut

Bei der HOT wird die Blutoberfläche durch Blasenbildung vergrößert. Dies erfolgt durch die Sauerstoffzufuhr. Die Aufschäumung bewirkt eine vermehrte Absorption der UV-Strahlung (Abb. 1), die von einem Brenner ausgeht, an dem das Blut mittels des Sauerstoffdrucks vorbeigeführt wird.

Dem Patienten werden 50–80 ml Venenblut entnommen und schon in der Spritze mit pyrogenfreiem Natriumzitrat im Verhältnis 4 : 1 versetzt. Bei Patienten mit Thromboseneigung oder mit sehr hohen Blutfettwerten empfiehlt sich ein Mischungsverhältnis 3,5 : 1. Das auf diese Weise ungerinnbar gemachte Blut wird in das Blutaufnahmegefäß gegeben. Dort erfolgt die Aufschäumung, die über Ventile geregelt wird. Über das Durchlauf-Quarzglasrohr wird das Blut an der UV-Lichtquelle vorbei in das Sammelgefäß geführt. Dort fallen die Blutblasen zusammen, das Blut tropft auf den Boden des Gefäßes und wird anschließend dem Patienten reinfundiert (Abb. 2).

Der Vorgang dauert etwa 30 bis 40 Minuten, je nach Blutmenge und Sauerstoffdruck. Aufnahme- und Sammelgefäß bestehen aus Glas und müssen sterilisiert werden, wobei auf vorherige pünktliche Reinigung zu achten ist. Das Durchlaufrohr besteht aus Quarzglas. Es muß, zusammen mit den verbindenden Silikonschläuchen, ebenso gereinigt und sterilisiert werden.

Geräte

Das eben beschriebene Schema gilt für das UV-Med-S-Gerät, das von *Stadtlaender* in Verbindung mit der Firma Niens entwickelt wurde. Ein anderes Gerät wird von der Firma Eumatron angeboten. Es unterscheidet sich im Prinzip dadurch, daß das Blut in eine zuvor mit Natriumzitrat beschickte Vakuum-Infusions-Flasche abgenommen wird. Diese Flasche dient dann gleich als Aufschäumgefäß, indem Sauerstoff zugegeben wird. Eine moderne Variante, die eine gleichmäßigere Schaumbildung ermöglicht, wird erreicht, indem das Blut

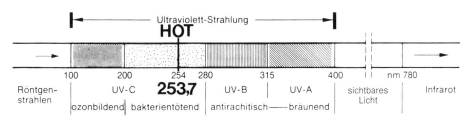

Abb. 1   Wellenlängenspektrum (aus Produktionsinformation »Osram 1980«)

---

* HOT = Hämatogene Oxidationstherapie

HOT-Funktionsschema

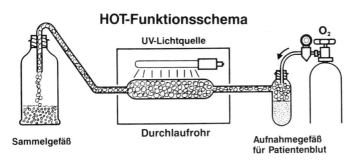

Sammelgefäß   **Durchlaufrohr**   **Aufnahmegefäß für Patientenblut**   Abb. 2

aus der am Ständer hängenden Flasche dosiert in den Silikonschlauch gelassen, und dort erst über eine Zuleitung mit Sauerstoff aufgeschäumt wird. Eine zweite Infusionsflasche dient als Aufnahmegefäß. Der Vorteil dieses Gerätes besteht darin, daß die Infusionsflaschen, das Quarzrohr und die Schläuche als sog. Einmal-Set geliefert werden, wodurch Reinigung und nachfolgende Sterilisation entfallen.

Diese Einmal-Sets können übrigens auch in das UV-Med-S-Gerät eingelegt werden. Die Einsparung an Arbeitsaufwand ist erheblich.

Ein weiteres Gerät bietet die Firma Kastner an. Es handelt sich um ein Einmalgerät aus Kunststoff. Die Blutentnahme (in eine Vakuum-Infusionsflasche) sowie die dosierte Blutabgabe und Aufschäumung erfolgen wie in der modernen Variante des Eumatron-Gerätes. Das aufgeschäumte Blut wird über ein Steigrohr in das Einmalgefäß hineingeführt. Dort befindet sich der UV-Brenner in einem Quarzglasröhrchen. In dem Einmalgefäß wird der Blutschaum bestrahlt, fällt zusammen, und das Blut wird dann direkt reinfundiert. Bei diesem Gerät ist lediglich das kleine Quarzglasröhrchen zu säubern und zu sterilisieren.

UV-Strahler

Während bei UV-Med-S und Eumatron ein Osram Quecksilber-Niederdruckstrahler mit einer Leistung von 10 Watt im Gebrauch ist (Abb. 3), kommt bei dem Einmalgerät ein Heraeus Hg-Niederdruckstrahler mit einer Leistung von 6,5 Watt zur Anwendung (Abb. 4). Die Osram-Lampe gibt es auch in einer Ausführung, bei der die ozonbildende Wellenlänge von 184,9 nm durch Beimengung von Titan-Dioxyd in das Quarzglas verhindert wird. Das bedeutet, daß kein Ozon entsteht.

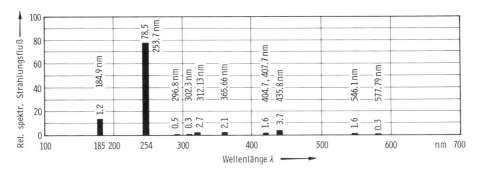

Abb. 3   Wellenlängenspektrum der UV-Lampe (Fa. Osram)

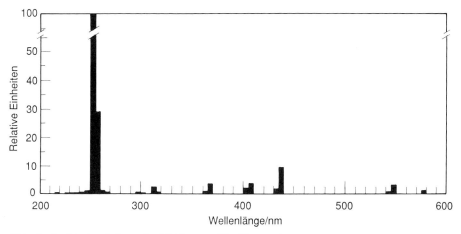

Abb. 4   Spektralverteilung der UV-Lampe (Fa. Heraeus)

Praxis der Durchführung und Dosierung

Das ärztliche Handeln am Patienten ist denkbar einfach: Anlegen der Kanüle, Überwachung der abzunehmenden Blutmenge, Absichern der liegenden Kanüle und anschließend Vornahme der Re-Infusion. Das Aufschäumen und Durchlaufen des Blutes durch die Apparatur kann von einer Krankenschwester bzw. Arzthelferin überwacht und gesteuert werden. Der Patient sollte liegen. Voraussetzungen von seiten des Patienten gibt es prinzipiell keine. Von Vorteil ist es, wenn der Patient nach der Behandlung ruht. Eine alte Erfahrung ist auch, daß der therapeutische Effekt größer ist, wenn der Patient mit entleertem Darm zur Behandlung kommt.

Das übliche Dosierungsschema für die HOT: Beginn mit Serie von 6 bis 8 Behandlungen je nach Indikation und Stoffwechsellage. Die ersten vier Behandlungen können in zwei Wochen verabfolgt werden, wobei auf gleichmäßige Abstände (3/4 Tage) zu achten ist. Dann sollte auf wöchentlich eine Behandlung übergegangen werden. Anschließend ist im Einzelfall zu entscheiden. Oftmals wird eine Empfehlung für eine Behand-

lung im Abstand von 6 Wochen bis zu 2 Monaten sinnvoll sein.

Nebenwirkungen und Kontraindikationen

Akute Nebenwirkungen während der Behandlung sind nicht zu erwarten. Nach ein bis zwei Stunden kann es zu vermehrter Diurese kommen, was zumeist erwünscht ist. Kurzdauerndes leichtes Frösteln unmittelbar nach der Re-Injektion des Blutes oder nach 2 bis 3 Stunden ist selten zu beobachten. In früheren Jahren wurde gelegentlich über Auftreten von Schüttelfrost berichtet. Als Ursachen stellten sich heraus: Verwendung von nicht pyrogenfreiem Natriumzitrat und/oder nicht exakt gereinigten Gläsern bzw. Schläuchen. Letzteres ist bei Gebrauch der Einmal-Sets nicht mehr zu erwarten.

Wird eine Behandlung durchgeführt, während sich der Patient im Inkubationsstadium einer Infektionskrankheit befindet, so kann dies zu kurzdauerndem Frösteln oder/und Anstieg der Körpertemperatur führen. Zusätzliche Behandlung ist nicht erforderlich.

Kontraindikationen gibt es nur wenige:

- Fieber unklarer Genese bzw. bei akuten Infekten
- Blutungen
- Thyreotoxikose
- Photosensibilität bzw. Porphyrie

Nicht angezeigt bzw. wirkungslos ist die HOT, wenn eine gleichzeitige Behandlung mit Kortikoiden erfolgt oder mit den Vitaminen E (Antioxydans!) und A. Bei azetylsalizylsäurehaltigen Präparaten ist während der HOT Zurückhaltung geboten, ebenso wie mit Vitamin C. Gleichzeitige Sporttherapie oder anderweitige überdurchschnittliche körperliche Belastung des Patienten ist zu vermeiden.

UVB*

Siegfried Wiesner

Die Wirkung der UV-Strahlen setzt deren Absorption mit nachfolgender Bildung biologisch aktiver Fotoprodukte voraus. Dabei bestimmen die Wellenlängen die Art, und die Intensität die Menge der Fotoprodukte. Allgemein gilt, daß die Eindringtiefe der UV-Strahlen etwa im umgekehrten Verhältnis zu ihrer fotochemischen Wirkung und im direkten Verhältnis zu ihrer Wellenlänge steht. Zur Erzielung eines optimalen therapeutischen Effektes ist bei definierten Indikationen die extrakorporale Bestrahlung des Blutes in einer dünnen Schicht erforderlich.

Gerät

Zur Durchführung der UVB steht das »FMR-10-UV-Blutbestrahlungsgerät« zur Verfügung, das von *Wiesner* in Verbindung mit dem VE Kombinat Präcitronik Dresden entwickelt wurde. Es besteht aus einer Bestrahlungseinheit (Gehäuse und UV-Strahler) und dem auswechselbaren blutführenden Küvetten-Schlauchsystem (Maße der Quarzküvette: $0,4 \times 22 \times 75\,mm$). Als Strahlungsquelle dient der Quecksilberniederdruckstrahler UVU 6 mit einem Intensitätsmaximum bei $\lambda = 253,7\,nm$. Das Strahlenaustrittsfenster besteht aus Quarz und verhindert das Entweichen von Ozon und nitrosen Gasen aus dem Gehäuse. Über ihm befindet sich eine Polyacrylplatte zum Schutz der Augen vor der UV-Strahlung. In dem zwischenliegenden Spalt befindet sich eine Klemmvorrichtung zum Einspannen der Küvette.

Praxis der Durchführung und Dosierungsempfehlungen

Zur Inbetriebnahme des Gerätes wird zuerst das Stromnetz angeschaltet. Während der Einbrennzeit des UV-Strahlers wird die Küvette in der Halterung fixiert. An beiden Schlauchenden werden jeweils eine Kanüle (S1) bzw. eine Injektionsspritze (50 ml) befestigt und das System mit 5 ml einer 3,2 %igen Natriumzitratlösung (Hersteller des Hämotherapeutikums: VEB Jenapharm) gefüllt. Nach Applikation der Kanüle in eine gestaute Armvene des Patienten erfolgt die zügige Aspiration von 45 ml Blut in die Spritze durch das System und die nachfolgende Reinjektion innerhalb von 5 Minuten. Die UV-Bestrahlung erfolgt somit während der Aspiration und Reinjektion. Bei schlechten Venenverhältnissen ist die direkte Blutentnahme in die mit Natriumzitrat vorgefüllte Spritze ratsam.

Nach blasenfreier Füllung des Schlauch-Küvetten-Systems erfolgt der Anschluß an die Kanüle der Entnahmevene und die Reinjektion des Blutes. Unmittelbar nach der Behandlung erfolgt die Säuberung des Systems mit klarem kalten Wasser, wobei die Spülflüssigkeit in Desinfektionslösung zu leiten ist. Anschließend wird mit 30 %iger Wasserstoffperoxidlösung und nachfolgend Aqua dest. durchgespült. Danach wird entsprechend den Richtlinien zur Spritzensterilisation weiterverfahren. Als Infektionsschutz sind während der Behandlung und Reinigung Handschuhe zu tragen. In der Regel werden 6–10 Behandlungen im Rahmen einer Serie durchgeführt (1–2 UVB/Woche). Bei chronischen Erkrankungen sind weitere Behandlungen in 4–6wöchigen Abständen bis zur klinischen Besserung bzw. Stabilisierung

---

* UVB = Ultraviolettbestrahlung des Blutes

UVB-Funktionsschema

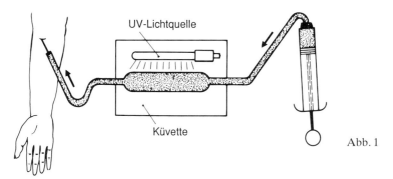

UV-Lichtquelle

Küvette

Abb. 1

empfehlenswert. Als Entscheidungshilfe zur Fortführung der UVB sollten neben der klinischen Untersuchung paraklinische Tests (z. B. pO$_2$ quasiarteriell und venös, Viskositätsverhalten des Blutes bzw. des Plasmas, Immunparameter) genutzt werden.

Rahmenbedingungen

Die UV-Bestrahlung des Blutes muß in einen Behandlungsplan eingeordnet werden. Bei gleichzeitiger Anwendung bestimmter Medikamente ist auf mögliche fotoallergische bzw. -toxische Effekte (*Barth*, 1980 in (55)) bzw. auch eine Inhibierung der erwünschten UV-Wirkung zu achten (*Ponicke*, 1976 in (55)). Zusätzliche Gaben von Glukokortikoiden können die UV-induzierte Stimulation der körpereigenen Abwehr hemmen. Bei insulinpflichtigen Diabetikern ist mit einer Senkung des exogenen Insulinbedarfs zu rechnen.

Rauchen, Diabetes mellitus und Hyperlipidämie beeinträchtigen die rheologischen Eigenschaften des Blutes (*Marshall*, 1983 in (55)). Die positiven Effekte der UV-Bestrahlung des Blutes auf die Hämorheologie können deshalb bei Rauchverzicht, exakter Einstellung des Diabetes bzw. Ernährungskorrektur bes-

ser wirken. Die Zusammenhänge zwischen dem Einfluß des Lichtes und der Ernährung auf den Stoffwechsel (92) lassen auch bei der Anwendung der UV-Bestrahlung des Blutes die Notwendigkeit einer vollwertigen Ernährung erkennen.

Kontraindikationen und Nebenwirkungen

Als Kontraindikation ist die Porphyrie wegen möglicher Hämolysereaktion zu nennen, weiterhin medikamentös bedingte Fotoallergien sowie das Keratoderma pigmentosum. In der Literatur werden als relative Kontraindikationen die aktive Tuberkulose sowie blutende Magen-Darm-Ulzerationen angegeben. Zu beachten ist ferner, daß bei schlecht heilenden Wunden (besonders im Stadium IV nach Fontaine) vorübergehend entzündliche Lokalreaktionen auftreten können und latente Herde (Zähne, Adnexe, Gallenblase, Appendix etc.) aktiviert werden können. Die UVB kommt nicht in Betracht, wenn andere wirksame Verfahren indiziert sind. Grundsätzlich ist die UVB bei unklaren Krankheitsbildern nicht durchzuführen. Nebenwirkungen unerwünschter Art sind kausal bzw. symptomatisch zu behandeln.

Grundlagenforschung

Physikalisch-chemische Grundlagen der UVB und HOT

Ronald Dehmlow und *Jakob Segal*

Einleitung

Die bekannte therapeutische Methode der Ultraviolett-Eigenblutbestrahlung (UVB) nach *Wiesner* (1986), aber auch die etwas ältere Methode der Hämatogenen Oxidationstherapie (HOT), wird im allgemeinen bei der Bekämpfung von Sauerstoffmangelzuständen und -krankheiten, insbesondere bei arteriellen Verschlußkrankheiten angewendet. Eine therapeutische Wirkung wurde und wird auch bei viralen und bakteriellen Infektionen erzielt. Gute Therapieerfolge wurden auch bei sterilen Entzündungen sowie bei der Heilung von Wunden, Ulzera und Knochenbrüchen gemeldet.

Diese Vielseitigkeit der Wirkung erschwert natürlich eine Deutung des Wirkmechanismus des UV-bestrahlten Blutes. Sie deutet aber auch darauf hin, daß das bestrahlte Blut irgendeine zentrale zellbiologische Funktion beeinflußt, die an verschiedensten Organfunktionen mitwirkt und an vielen pathologischen Erscheinungen beteiligt ist.

Andererseits ist aber festzustellen, daß die UVB-Therapie sich ausschließlich auf pathologisch veränderte Systeme auswirkt, während gesunde Organe im gleichen Patienten durch sie nicht beeinflußt werden. Dieser Mangel an unerwünschten Nebenwirkungen ist zwar für den Therapeuten sehr erfreulich, er erschwert aber zusätzlich die Deutung des Wirkmechanismus der UVB. Eine weitere Schwierigkeit erwächst daraus, daß nur eine kleine Blutmenge, zumeist etwa 50 ml, direkt bestrahlt wird. Bei der Reinfusion in den Kreislauf des Patienten wird sie etwa auf das Hundertfache verdünnt. Um danach noch die therapeutisch wirksame Schwelle zu erreichen, muß der durch die Bestrahlung erzeugte Wirkstoff zunächst in einer sehr hohen Konzentration erzeugt werden, die aber bisher nicht nachgewiesen werden konnte. Auch dies erschwert eine Erklärung der Heilwirkung der UVB.

Natürlich erschwert das Fehlen fundierter Vorstellungen über die Wirkungsweise die Einführung eines Therapieverfahrens, mag es sich empirisch auch noch so sehr segensreich erwiesen haben. Dies ist der Grund, warum die Autoren sich seit Jahren darum bemühen, die pathophysiologischen Grundlagen der UVB-Therapie aufzuklären.

UV-Wirkung auf die Mikromoleküle des Blutes

Zwei unterschiedliche mögliche Wirkungsweisen werden heute diskutiert. Einmal der Weg über den durch die UV-Strahlung angeregten Sauerstoff und zum zweiten der Weg über die direkte Anregung der Blutproteine. Der Sauerstoffweg impliziert die verstärkte Anregung zum Singulett $^1O_2$, der auch durch chemische Reaktionen im normalen Stoffwechsel entsteht, durch die UV-Bestrahlung (254 nm) (*Dehmlow u. Segal*, 1989, *Doerfler*, 1982). Das heißt, es erfolgt eine stärkere Sauerstoffaktivierung. Über nachfolgend entstehende aggressive Sauerstoffradikale (HO_2^-, OH^-) werden Kettenreaktionen an den Makromolekülen ausgelöst.

Die aus der Sauerstoffbiologie (*Segal u. Dehmlow*, 1982–1986) bekannten Folgereaktionen implizieren die Erhöhung der Aktivität der Schutzenzyme (SOD, Katalase, GPO), spezifische Hydroxylierungen, Peroxidationen (z. B. die Lipidperoxidation über den Archidonsäurezyklus zu Prostaglandinen, Leukotrienen und Thromboxanen), die Verstärkung des »respiratory burst« bei der Phagozytose, der Biosynthese von bakteriziden Verbindungen in polymorphnukleären Leukozyten (Hypochlorid – kurzlebiges, aggressives Bakterizid, Chloraminsäure – langlebiges, relativ selektives Bakterizid).

Über die möglichen Wirkungen der Fotoradikale des Sauerstoffs und seiner Folgereaktionen ist in der Literatur ausführlich berichtet worden (*Doerfler*, 1982, *Stadtlaender*, 1988, *Krimmel*, 1987). Wenig ist dagegen bekannt über die Wirkung von UV-Quanten auf andere Bestandteile des Blutes. Auch die direkte Wirkung des UV auf die Zellen des bestrahlten Blutes muß in Betracht gezogen werden. So liegen Beobachtungen vor (*Obolenskaja* u. Mitarb., *Zwiener*, 1986), wonach immunkompetente Zellen in bestrahltem Blut eine verstärkte Aktivität aufweisen.

Schwierigkeiten entstehen durch die zumeist sehr kurze Lebensdauer der Fotoradikale. Z. B. hat der Singulett-Sauerstoff ($^1O_2$) eine Halbwertszeit von etwa 2,7 msec im Blut. Er wäre restlos verschwunden, bevor das bestrahlte Blut in den Kreislauf des Patienten reinfundiert ist. Jedoch ist nicht auszuschließen, daß schon vorher sekundäre Reaktionen des Singulett-Sauerstoffs oder nachfolgender aggressiver Sauerstoffradikale (OH˙, O_2^-) mit anderen Blutbestandteilen in den 50 ml beim Bestrahlungsvorgang ablaufen. Zur Zeit fehlen uns aber qualitativ und quantitativ durchgearbeitete Modelle für solche Sekundärwirkungen.

Eine weitere Schwierigkeit erwächst daraus, daß bei der Reinfusion das bestrahlte Blut etwa im Verhältnis 1 : 100 verdünnt wird. Wenn z. B. im bestrahlten Blut die phagozytische Aktivität von Monozyten im Durchschnitt um 100 % gesteigert wird, so bedeutet das nach der Reinfusion eine Steigerung um nur noch 1 %. Nennenswerte therapeutische Effekte sind dann kaum zu erwarten.

Die Wirkung der UVB auf die Serumproteine des Blutes

Wir betonten bereits, daß die photochemische Veränderung von Mikromolekülen des Blutes zu Radikalen von kurzer Halbwertszeit führt. Selbst wenn hierbei durch Sekundärreaktionen stabilere biologisch aktive Verbindungen entstünden, so wären es doch Mikromoleküle, die nach kurzer Zeit aus dem Organismus ausgeschieden werden. Bei der UVB-Therapie wissen wir jedoch, daß die Behandlungseffekte sich über Wochen summieren, was vermuten läßt, daß die veränderten Blutbestandteile zu Makromolekülen gehören, die nicht ohne vorangehenden Abbau durch die Nieren ausgeschieden werden können. Der Verdacht fällt zwangsläufig auf die Proteine, von denen wir wissen, daß sie etwa 8 % des Blutplasmas ausmachen und die UV-Strahlung in drei verschiedenen Bereichen, darunter in einem Bereich um 250 nm, der in den Therapiegeräten vorherrscht, stark absorbieren. Die Quantenenergie in diesem Bereich liegt um 5 eV, d. h. über 100 kcal (400 kJ), reicht also aus, um die meisten kovalenten Bindungen eines Eiweißmoleküls zu sprengen.

Ein weiterer Absorptionsbereich liegt im extremen UV um 200 nm und entspricht den Peptidbindungen. Ein dritter findet sich an der langwelligen Grenze des UV und beruht auf der Eigenabsorption von prosthetischen Gruppen gewisser Proteine, zumeist Porphyrinen, Lipiden und Karotinen. Da diese beiden Wellenbe-

reiche in den gebräuchlichen Therapiegeräten nicht in nennenswerten Intensi-
täten auftreten, können wir auf ihre Behandlung an dieser Stelle verzichten.

Theoretische Grundlage der UV-Wirkung auf Proteine

Es ist allgemein bekannt, daß die Absorption des UV im Bereich von 280 nm
vorwiegend durch die zyklischen Gruppen der Aminosäure-Seitenketten erfolgt, wobei diese vielfach abgesprengt
oder geöffnet werden. Weniger bekannt
ist die Wirkung dieses Wellenbereichs
auf die Wasserstoffbrücken der Eiweißmoleküle (*Kalaidjiew u. Segal*, 1966).
Streng genommen absorbieren Wasserstoffbrücken keine UV-Strahlung. Die
Absorption erfolgt in den zyklischen
Gruppen, aber als Zielgebiet (target
zone) dient nicht der Kohlenstoffring allein, sondern eine weite Zone, die einen
großen Teil des Eiweißmoleküls umfas-
sen kann. Die hier einfallende Quantenenergie wird über leitungsfähige Struk-
turelemente, d. h. über Peptidbindungen
und Wasserstoffbrücken, den absorbie-
renden Ringen zugeleitet. Den kovalenten Peptidbindungen geschieht dabei
zumeist nur wenig, die Wasserstoffbrück-
en mit ihren wenigen Kilojoule Bindungsenergie werden dagegen oft gesprengt. Sie verhalten sich dabei ähnlich
wie dünne Sicherungsdrähte in einem
Starkstromnetz.
Besonders schwach und daher gegen
UV-Strahlen empfindlich sind die Wasserstoffbrücken, die die Halbmoleküle
von Eiweißen mit antiparalleler Struktur
miteinander verbinden. Bekanntlich haben alle Sphäroproteine ein beträchtli-
ches Dipolmoment und daher auch die
Tendenz, sich Kopf-zu-End aneinan-
derzulagern und Flokkulate zu bilden.
Beim Aktinmolekül ist dies erwünscht,
weil daraus die Fähigkeit resultiert, Molekülketten wie Mikrofilamente und
Spindelfasern zu bilden. Bei Eiweißen
aber, die unbedingt monomolekular di-

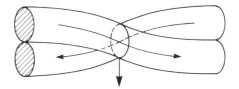

Abb. 1 Schematische Darstellung eines Al-
buminmoleküls mit antiparalleler Struktur.
Die langen Pfeile deuten die Dipolmomente
der Halbmoleküle an, der kurze Pfeil das
Dipolmoment des Gesamtmoleküls.

spers bleiben müssen, wie es bei den Serumproteinen der Fall ist, bestehen die
Moleküle ausnahmslos aus zwei antiparallelen Halbmolekülen, deren Dipolmomente sich gegenseitig fast völlig
kompensieren. Sie werden durch sehr
schwache Wasserstoffbrücken zusammengehalten. Die Abb. 1 stellt schema-
tisch ein Molekül des Serumalbumins dar
mit zwei identischen Halbmolekülen, die
jeweils aus zwei Monomeren bestehen.
Daraus, daß sich alle Proteine aus L-
Aminosäuren mit asymmetrischer elek-
trischer Ladungsverteilung aufbauen,
ergibt sich eine leichte Spiralisierung.
Die longitudinalen Dipolmomente kompensieren sich gegenseitig, durch die Spiralisierung entsteht aber ein sehr schwaches transversales Dipolmoment, das in
der Abb. 1 ebenfalls dargestellt ist. Beim
Serumalbumin ist es derart schwach, daß
dieses Protein selbst am isoelektrischen
Punkt nicht ausflockt.
Zwischen je zwei Monomeren der aneinanderliegenden Halbmoleküle bilden
sich Wasserstoffbrücken (Abb. 2 a). Infolge der in der Abb. 1 dargestellten
Krümmung liegen die beiden Brücken-
köpfe $C = O^{(-)}$ und $^{(+)}H - N$ nicht koa-
xial, und die Bindungsenergie ist daher
bei diesem Typ von Wasserstoffbrücken
besonders schwach.
Nicht alle antiparallelen Moleküle des
Blutplasmas werden durch das UV mit
der gleichen Wahrscheinlichkeit gespalten. Wenn beim Albumin (Abb. 2 a) eine
der beiden H-Brücken bricht, dann

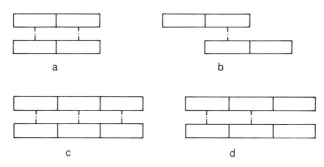

Abb. 2 a) Im Albuminmolekül werden die aus je zwei Monomeren bestehenden Halbmoleküle durch zwei Wasserstoffbrücken (punktiert) verbunden.
b) Wird eine Wasserstoffbrücke gebrochen, kann sich die Gesamtkonformation des Moleküls ändern.
c) Im Gammaglobulin werden die aus zwei Monomeren bestehenden Halbmoleküle durch drei Wasserstoffbrücken (punktiert) verbunden.
d) Wird eine der Wasserstoffbrücken gebrochen, kann sich die Gesamtkonformation des Moleküls nicht ändern.

schwingen die beiden Halbmoleküle frei um die verbliebene Brücke, und es ist wenig wahrscheinlich, daß sie zufällig zu einer Konformation zurückfinden, die die spontane Wiederherstellung der gebrochenen Brücke gestattet (Abb. 2 b). Wahrscheinlicher ist, daß ein zweites UV-Quant absorbiert wird und auch die zweite Brücke spaltet, so daß zwei freie Halbmoleküle verbleiben. In einem Molekül des Gammaglobulins haben wir dagegen drei H-Brücken zwischen den Halbmolekülen (Abb. 2 c). Bricht eine dieser Brücken, so bleibt die Konformation des Gesamtmoleküls gewahrt (Abb. 2 d) und die Wasserstoffbrücke bildet sich spontan von neuem. Nur wenn nahezu gleichzeitig zwei von den drei H-Brücken gebrochen werden, kann die dritte etwas später gesprengt werden, doch ist ein solches Ereignis wenig wahrscheinlich. Daher müssen wir damit rechnen, daß die Strahlenwirkung sich vor allem am Serumalbumin bemerkbar macht.

Bis auf die Spaltung in Halbmoleküle dürfte das Albumin durch die Bestrahlung wenig Schaden erleiden. Es wird kaum oder gar nicht denaturiert und dürfte gegenüber den proteolytischen Fermenten des Blutplasmas genauso resistent sein wie das native Albumin. Die Halbmoleküle bilden Zylinder von ca. 5 nm Durchmesser, sind also für eine

Ausscheidung durch die Niere viel zu groß. Sie dürften daher in der Blutbahn etwa ebensolange verbleiben wie die nativen Albumine. Deren Halbwertszeit kennen wir zwar nicht genau, doch scheint sie in der Größenordnung von Monaten zu liegen, was zur Summierbarkeit der UV-Wirkung gut paßt.

Die Spaltung der Albuminmoleküle durch UV-Bestrahlung – Literaturbefunde

Eine sorgfältige Untersuchung der Veränderung von Proteinen im Serum und Blutplasma durch das UV verdanken wir *Putinzeva* u. Mitarb. (1986). Hierzu wurde Serum bzw. Plasma durch Cephadex® in drei diskrete Fraktionen nach der Molekulargröße aufgetrennt. Dabei entspricht die Fraktion A im wesentlichen dem Serumalbumin, die mittlere Fraktion den Gammaglobulinen und die Fraktion C den Makroglobulinen. Die gleiche Trennung wurde nach Bestrahlung mit therapeutischen UV-Dosen vorgenommen und die Befunde miteinander verglichen (Tab. 1).

In der ersten Spalte fällt auf, daß die Gesamtmenge der Proteine in der niedermolekularen Fraktion A deutlich abnimmt. Diese Menge findet sich aber vollständig in den Fraktionen B und C wieder (−13,0 % Verlust gegen 2,2 +

Tab. 1 Cephadex®-Fraktionen des unbestrahlten und bestrahlten Blutserums. Dosis 2 416 J/m². ! – statistisch gesichert; ? – ungesichert. Proteingehalt der Fraktionen, elektrophoretische Beweglichkeit R_1 und relative Viskosität (nach *Putinzeva*u. Mitarb.).

		A	B	C
% Protein	normal	59,0	23,2	15,9
	bestrahlt	46,0	25,4	25,9
		! −13,0	! +2,2	! +10,5
R_1	normal	2,46	3,10	3,92
	bestrahlt	2,32	3,32	4,12
		? −0,14	! +0,22	! +0,20
Relative Viskosität	normal	7,46	7,07	7,62
	bestrahlt	7,30	9,35	11,16
		! −0,16	! +2,28	! +3,54

10,5 = 12,7 % Gewinn). Ohne unsere erst später veröffentlichten Überlegungen zu kennen, schließen die Autoren, daß Albuminmoleküle durch das UV gespalten werden und daß die Bruchstücke sich sekundär zu größeren Komplexen zusammenschließen. Überlegungen über durch die Spaltung erhöhte Dipolmomente bringen sie nicht vor.

Die gleichen bestrahlten und nichtbestrahlten Fraktionen wurden elektrophoretisch untersucht. Beim Brechen von Wasserstoffbrücken entstehen bekanntlich zwei polare Gruppen, die stark negative Carbonylgruppe und die schwach positive Iminogruppe. Die Wahrscheinlichkeit der Anlagerung eines Kations an die Carbonylgruppe ist etwa 10mal größer als die Wahrscheinlichkeit der Bindung eines Anions an die Iminogruppe. Ein Protein mit gebrochenen Wasserstoffbrücken wird also mehr Kationen als Anionen binden. Seine Gesamtladung, die bei Serumeiweißen generell leicht negativ ist, wird dadurch herabgesetzt und seine elektrophoretische Wanderungsgeschwindigkeit verändert. Diese Veränderung – im gleichbleibenden Medium – weist also auf ein Brechen von Wasserstoffbrücken im Eiweißmolekül hin.

Die Tab. 1 zeigt, daß die elektrophoretische Wanderungsgeschwindigkeit R_1 der Fraktion A sich nur geringfügig und nicht signifikant ändert. Die durch das UV gespaltenen Moleküle sind in die Fraktionen B und C abgewandert, und in der Tat findet man in ihnen signifikante Erhöhungen der Wanderungsgeschwindigkeit. Hierzu ist noch zu bemerken, daß die Elektrophorese in üblicher Weise in einem sauren Puffer durchgeführt wurde. In diesem Falle wirkt sich eine Verringerung der negativen Ladung eines Moleküls als eine Erhöhung der Wanderungsgeschwindigkeit aus. Der Befund spricht also dafür, daß in einem Teil der Albuminmoleküle durch die Bestrahlung Wasserstoffbrücken gebrochen worden sind.

Die Proteinmoleküle des Serums sind relativ kompakte Gebilde, und ihre wäßrige Lösung weist daher nur eine geringe spezifische Viskosität auf. Die Halbmoleküle, die durch die UV-Bestrahlung entstehen, bilden dagegen Ketten, die einen hohen Beitrag zur Viskosität leisten. In der Tat finden wir in der Tab. 1, für die Fraktionen B und C, in denen sich diese Kettenmoleküle wiederfinden, nach der Bestrahlung signifikante Anstiege der relativen Viskosität. In der Fraktion A finden wir dagegen eine geringfügige Abnahme der Viskosität, was verständlich ist, da etwa 10 % der Albumine gespalten werden und aus der Frak-

tion A ausscheiden, die Proteinkonzen-
tration somit sinkt und die Viskosität der
Lösung entsprechend herabgeht. Auch
dieser Befund paßt also zu der Vorstellung, daß durch das UV die Albuminmoleküle in zwei Halbmoleküle mit hohem
Dipolmoment gespalten werden, die zur
Bildung von Molekülketten neigen.

Noch bevor wir von der Arbeit von *Putinzeva* u. Mitarb. Kenntnis erhielten,
hatten wir unsere Arbeitshypothese in
den wesentlichen Zügen formuliert und
auch öffentlich vorgetragen. Die ange-
führten Befunde dürfen somit als experimentelle Bestätigung unserer Hypothese gewertet werden.

**Die Spaltung der Albuminmoleküle
durch UV-Bestrahlung –
eigene experimentelle Befunde**

Spektrometrische Befunde. Der größte
Teil der Absorption von Proteinen im
mittleren UV-Bereich läßt sich auf die
Tyrosin-Seitenketten zurückführen. Im
nativen Molekül binden sie sich mit ihrer

terminalen OH-Gruppe an eine gegen-
überliegende Peptidkette, wodurch eine
intramolekulare Seitenkettenbrücke entsteht. In diesem Zustand ist die UV-Ab-
sorption relativ klein. Dissoziiert aber
das Tyrosin unter der Einwirkung von
Laugen, mechanischem Streß oder ultraviolettem Licht, so steigt seine Absorption kräftig an. Charakteristisch für eine
Seitenkettendenaturation ist eine Erhöhung der Absorption mit einem Maximum um 295 nm.

Die Abb. 3 zeigt die differentiellen Veränderungen der Spektralabsorption für
verdünntes Serum. Bei der Differential-
messung enthält die Referenzküvette die
unbestrahlte, die Meßküvette dagegen
die bestrahlte Flüssigkeit. Die durch die
Bestrahlung hervorgerufenen Veränderungen der Spektralabsorption treten
dadurch viel eindrucksvoller hervor.

Bestrahlt wurde mit vergleichbarem Re-
sultat 1, 5 oder 10 Minuten mit dem für
die UV-Therapie gebräuchlichen Gerät
FMR 10 (Emissionsmaximum 254 nm).
Gemessen wurde einmal sofort nach der

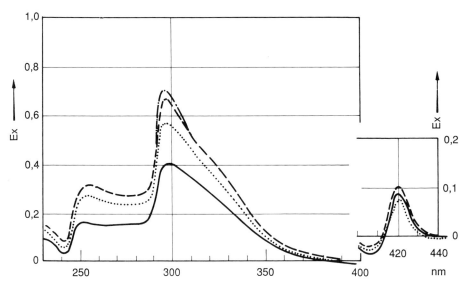

Abb. 3   Das Differenzspektrum eines Blutserums nach 10 Minuten Bestrahlung gemessen gegen ein unbestrahltes Serum. In aufsteigender Reihenfolge: sofort nach der Bestrahlung und
nach 1, 2, und 3 Stunden.

Bestrahlung. Sodann wurde die Messung nach 1 und 6 Stunden wiederholt.

Der in der Abb. 3 sehr auffällige Anstieg um 295 nm könnte mit Veränderungen der Seitenketten des Phenylalanins, des Tryptophans und des Tyrosins zusammenhängen. Da aber das Phenylalanin 5mal, das Tryptophan sogar 27mal weniger als das Tyrosin absorbiert, dürfte der Effekt vorwiegend an dieser Aminosäure liegen.

Sehr auffällig im Differenzspektrogramm ist auch ein Abfall der Absorption mit einem Minimum bei 240 nm. Wir erwähnten bereits, daß das Tyrosin – und auch andere zyklische Gruppen – die Photonen teils direkt absorbieren, teils auch deren Energie über Peptidbindungen und Wasserstoffbrücken zugeführt erhalten. Dies erfolgt nicht ohne Energieverlust, so daß hierfür etwas energiereichere, d. h. kürzerwellige Photonen benötigt werden. Werden durch das UV Wasserstoffbrücken gebrochen, so erfolgt ein Absorptionsverlust nicht bei 290 sondern bei 240 nm.

Wir wissen, daß die Denaturation der Proteine eine Kettenreaktion darstellt (*Segal*, 1958), die noch längere Zeit nach Beendigung der Energiezufuhr anhält. In der Abb. 3 erkennen wir, daß die Denaturation noch über 3 Stunden andauert. Das gleiche Verhalten erkennen wir auch bei den Wellenlängen um 240 nm. Der Abfall zwischen 250 und 240 nm verdoppelt sich in den ersten 3 Stunden. Es werden also bei der Denaturation nicht nur Seitenkettenbrücken des Tyrosins, sondern auch Wasserstoffbrücken gesprengt, und das hier angewandte Verfahren gestattet es uns, diese Komponente getrennt zu erfassen. Wir können also sicher sein, daß durch die UV-Bestrahlung Wasserstoffbrücken gesprengt werden.

Über die Natur der betroffenen Wasserstoffbrücken sagt dieses Verfahren nichts aus, da aber die Brücken, die die antiparallelen Halbmoleküle verbinden, besonders schwach sind, dürfen wir annehmen, daß sie in erster Linie gebrochen werden.

In der Abb. 3 finden wir ganz rechts eine kleine Veränderung um 420 nm. Sie resultiert aus der Abspaltung der Hämgruppe von Hämin-Pexin des Serums und berührt unser Problem nicht. Daß es sich um einen völlig anderen Mechanismus handelt, zeigt schon der Umstand, daß die Absorptionskurven in diesem Spektralbereich keine zeitliche Abhängigkeit aufweisen.

Unter den gleichen Bedingungen verglichen wir auch die Absorptionsspektren von bestrahltem und unbestrahltem gereinigtem Serumalbumin. Die Differenzspektren sind in jeder Beziehung denen des Gesamtserums analog.

Um eine mögliche Rolle der durch die Bestrahlung erzeugten Radikale des Sauerstoffs zu erfassen, verglichen wir die Spektralabsorption von normalen Serumlösungen mit solchen, die vor der Bestrahlung 30 Minuten lang mit gereinigtem Stickstoff durchperlt worden waren. Die beiden Absorptionskurven unterschieden sich in keiner Weise voneinander. Wir dürften daher schließen, daß die O_2-Radikale auf die Strahlendenaturation von Eiweißen keinen signifikanten Einfluß ausüben. Damit wollen wir aber keinesfalls ausschließen, daß sie gebildet werden und direkt oder indirekt einen Einfluß auf den Organismus des Patienten ausüben können.

Die elektrische Ladung der Moleküle

Bei der Besprechung der elektrophoretischen Befunde von *Putinzeva* u. Mitarb. machten wir bereits darauf aufmerksam, daß beim Brechen einer Wasserstoffbrücke eine stark negative Carbonyl-und eine schwach positive Iminogruppe entstehen; es wird daher leicht ein Kation aufgenommen, während dies für ein Anion sehr unwahrscheinlich ist. Beim Brechen einer Wasserstoffbrücke gewinnt daher ein Proteinmolekül eine positive Ladungseinheit, was sich in seinem elektrophoretischen Verhalten widerspiegeln muß. Besonders eindrucksvoll wirkt sich dies bei Verfahren aus, die mit isoelektrischer Fokussierung arbeiten, da sich hierbei das gesamte Protein in einer schmalen Bande ansammelt und jede Veränderung der elektrischen Ladung sich in einer sprunghaften Verschiebung dieser Bande manifestiert.

Auf Anregung von *Prokop* (Gerichtsmedizinisches Institut der Humboldt-Universität zu Berlin) und in Zusammenarbeit mit *Geserich* und *Patzelt* vom gleichen Institut untersuchten wir die durch UV-Bestrahlung an verschiedenen Eiweißen hervorgerufenen Veränderungen der elektrischen Ladung. (Eine eingehende Darstellung der Resultate ist für eine besondere Veröffentlichung vorgesehen.)

Benutzt wurden einige Eiweiße, die aus anderen Gründen im Gerichtsmedizinischen Institut bereits eingehend untersucht worden waren und so direkt als typisierte Substanzen dienen konnten.

In der *horizontalen Agarosegel-Elektrophorese (AGE)* untersuchten wir die Proteine

Tf (Transferrin)
C3 (3. Komponente des Komplements)

In der *horizontalen Isoelektrofokussierung (CEF) in Dünnschicht (0,5 mm) – Polyakrylamidgel* wurden gemessen:

Tf (Transferrin)
GC (Vitamin-D-bindendes Protein)
Hp (Haptoglobin)
Bf (Faktor 3 des Komplements)
Pi (α_1-Antitrypsin)

Die Befunde sind in der Tab. 2 zusammengefaßt. Hierzu ist noch zu bemerken, daß bei den angewandten Methoden jedes Protein als scharf begrenzte Linie in Erscheinung tritt. Gewinnt oder verliert ein Proteinmolekül eine La-

Tab. 2 Typisierung genetischer Serumprotein-Polymorphismen nach UV-Bestrahlung.

Merkmal	Methode	UV-Behandlung (Minuten)	Effekt
C3 u. a. Proteinfraktionen	Agarose-Gel-E	1–2	Bande deutl. vermindert (50 % oder mehr)
		5	Bande stark vermindert bzw. verschwunden
		10	Bande stark vermindert bzw. verschwunden
Gc-Subtypen	IEF in PAG	1–2	Banden gering abgeschwächt
		5	Banden deutlich abgeschwächt
		10	Banden deutlich abgeschwächt
Tf-Subtypen	IEF in PAG	1–2	Banden gering abgeschwächt
		5	Banden deutlich abgeschwächt
		10	Banden stark abgeschwächt
Hp-Subtypen	IEF in PAG	nur 10	Banden deutlich abgeschwächt
Bf-Subtypen	IEF in PAG	nur 10	Banden verschwunden
Pi-Subtypen	IEF in PAG	1–2	normaler Typ bzw. Subtyp
		5	alle Banden konvertiert (anodisch M2)−M1 $\hat{=}$ 0,01 pH

Kontrollen: Erhitzung der Seren auf 42 °C (bis zu 20 Min.) ohne wesentlichen Effekt
Lagerung (mehrere Tage) ohne Effekt (dieselben Befunde wie am Bestrahlungstag)
C3 = 3. Komponente des Komplementsystems
Gc = Vitamin-D-bind-Globulin (VDBP)
Tf = Transferrin (Eisentransport-Protein)
Hp = Haptoglobin (Hämoglobin-Transport)
Bf = Faktor B des Komplementsystems
Pi = Protease-Inhibitor = α_1-Antitrypsin

dungseinheit, so verschiebt sich die Linie, wobei sie angesichts der Empfindlichkeit des Verfahrens zumeist den Meßbereich völlig verläßt und somit verschwindet.

Erleiden z. B. nur 50 % der Moleküle diese Veränderung, so wird die Linie entsprechend schwächer, ihre Position verändert sich jedoch nicht, und sie büßt auch nicht ihre Schärfe ein.

Für die Versuche wurden die Proteine zumeist 1, 5 und 10 Minuten lang bestrahlt. Dabei zeichnet sich eine deutliche Dosisabhängigkeit ab. Allerdings weisen nicht alle Proteine die gleiche Empfindlichkeit auf. Wie zu erwarten war, erwiesen sich die durch Bestrahlung hervorgerufenen Veränderungen nicht als progressiv, sondern als sprungartig. Die Banden blieben scharf oder erlöschten vollends. Nur bei den Pi-Subtypen konnte eine Verschiebung der Banden gemessen werden, aber auch dann blieben die Banden scharf und verschoben sich als Ganzes, was bedeutet, daß alle Moleküle die gleiche Alles- oder Nichts-Veränderung erlitten haben.

Diese Befunde gleichen sich bei den verschiedensten Proteinen. Es kann also kaum ein Zweifel daran bestehen, daß die Schädigung der Proteine durch die UV-Strahlung einen ganz bestimmten, besonders schwachen Typ von Wasserstoffbrücken betrifft. Wir sprachen bereits die Vermutung aus, daß es sich hierbei um die sehr schwachen Wasserstoffbrücken handelt, die die antiparallelen Halbmoleküle vieler Proteine miteinander verbinden. Alle hier untersuchten Eiweiße liegen im Blutserum in monodisperser Form vor, müssen also aus zwei antiparallelen Halbmolekülen bestehen und besitzen notwendigerweise diesen Typ von schwachen Wasserstoffbrücken. Die hier dargelegten experimentellen Befunde passen in jeder Hinsicht zu unserer Annahme, daß die ultraviolette Strahlung vorzugsweise diesen Typ von Wasserstoffbrücken sprengt.

Das Dipolmoment bestrahlter Proteine

Ein wichtiges Element unserer Hypothese ist die Behauptung, daß durch die UV-Bestrahlung antiparallele Moleküle mit niedrigem Dipolmoment in Halbmoleküle mit hohem Dipolmoment umgewandelt werden. Eine direkte Messung der Dipolmomente wäre hier wenig aussichtsreich, da wir es nach der Bestrahlung nicht mit einer neuen einheitlichen Substanz, sondern mit einem Gemisch aus ca. 90 % der alten Substanz und ca. 10 % der neuen zu tun hätten, was sich in der Dielektrizitätskonstante kaum in merklicher Weise widerspiegeln dürfte. Wir müssen vielmehr nach einem Verfahren suchen, das es gestatten würde, die durch Strahlung umgewandelten Moleküle getrennt von den ursprünglichen zu erfassen. Als solches bietet sich die von *Segal* (1958) entwickelte nephelometrische Titration an.

Obgleich sie sich durch ihre Dipolmomente anziehen, stoßen sich Eiweißmoleküle der gleichen Art durch ihre gleichsinnige Ladung gegenseitig ab und verbleiben in Lösung. In der Nähe des isoelektirschen Punktes (IP) verschwindet diese Ladung jedoch, und die Moleküle flocken, angezogen durch die Dipolmomente, partiell aus. Je stärker das Dipolmoment, um so stärker auch die Ausflockung, die am IP ihr Maximum erreicht.

Nur wenige Proteine, darunter das Serumalbumin, haben ein derart schwaches Dipolmoment, daß sie in wäßriger Lösung selbst am IP nicht ausflocken. Wenn durch die Bestrahlung Halbmoleküle mit hohem Dipolmoment entstehen, werden sie, ganz unabhängig von den restlichen Molekülen, am IP ausflocken und nephelometrisch quantitativ erfaßt werden.

Die Messung erfolgt, indem man in eine Meßküvette mit Rührwerk zu einer stark verdünnten Eiweißlösung nacheinander kleine Mengen Säure bzw. Lauge eingibt oder in mehreren Vorratsgefäßen eine pH-Reihe mit entsprechenden Puffern ansetzt. Gemessen wird vorzugsweise in einem Streulichtnephelometer; bei geringeren Trübungen, die man durch eine entsprechende Verdünnung des Proteins erhält, erzielt man auch mit einem Durchlichtphotometer eine ausreichende Linearität.

Tab. 3 Nephelometrische Titration, Humanserumalbumin 70 mg in 100 ml Sörensen-Puffer, 33 mMol/l. Gemessen gegen unbestrahltes Serumalbumin.

Bestrahlungs-dauer	5 Min.	10 Min.	15 Min.
pH 5,1	0,200	0,930	1,360
5,3	0,620	1,560	1,700
5,5	0,680	1,560	1,700
5,7	0,490	1,380	1,550
5,9	0,093	0,010	1,050
6,1	0,005	0,037	0,065

Die Tab. 3 gibt eine derartige Meßreihe wieder. Benutzt wurde eine Lösung von 70 mg Humanserumalbumin in 100 ml Sörensenpuffer von 33 mMol/l. Die Bestrahlung erfolgte während 5, 10 und 15 Minuten vor dem Zusatz des Puffers. In allen drei Fällen erkennt man eine starke, nicht linear dosisabhängige Trübung mit einem Maximum bei pH 5,4. In der Kontrollküvette befand sich die gleiche Albumin-Puffer-Lösung, jedoch ohne vorangegangene Bestrahlung. Genauso wie wir es annahmen, entstehen in der Albuminlösung bei der Bestrahlung veränderte Moleküle hohen Dipolmoments, die im isoelektrischen Bereich ausflokken.
Eine starke Ausflockung kann bei der Eiweißdenaturation auch durch andere Faktoren als durch einen Anstieg des Dipolmoments bewirkt werden. Z. B. können hydrophobe Seitenkettenbrükken brechen, wodurch eine Bindung des Hydratwassers an das Molekül erschwert wird. Eine Entscheidung über die Wirkung solcher Faktoren ist aber leicht zu treffen. Das Dipolmoment sinkt rasch

bei steigender Ionenaktivität des Milieus. Auf die anderen Komponenten der Fällung hat die Ionenaktivität keinen Einfluß.
In der Tab. 4 erkennt man deutlich, daß bei steigender Ionenaktivität der Pufferlösung die isoelektrische Trübung in einer für die Auslöschung des Dipolmoments charakteristischen Weise zurückgeht. Wir können daher sicher sein, daß die nach der Bestrahlung auftretende und für die Albumine ungewöhnliche isoelektrische Ausflockung auf der Ausbildung von Molekülen mit erhöhtem Dipolmoment beruht.

Tab. 4 Nephelometrische Titration wie in Tab. 3, jedoch gemessen in Puffern von 33 und 66 mMol/l.

Bestrahlungsdauer 10 Min.	Puffer 33 mMol/l	Puffer 66 mMol/l
pH 5,1	0,930	0,925
5,3	1,560	1,452
5,5	1,560	1,322
5,7	1,380	0,835
5,9	0,810	0,018
6,1	0,037	0,004

Elektrophorese

In den oben besprochenen Versuchen von *Putinzewa* u. Mitarb. wurde das Blutserum durch Cephadex®-Säulen nach der Molekülgröße fraktioniert. Das verschiedene Verhalten dieser Fraktionen nach der Bestrahlung ließ eine genauere Identifizierung der beteiligten Eiweiße aufgrund ihrer elektrischen Ladung wünschenswert erscheinen. Wir ergänzten daher diese Versuche durch eine klassische Elektrophorese in Azetatfolien, deren Poren so breit sind, daß die Molekülgröße keinen Einfluß auf die Wanderungsgeschwindigkeit hat.
Die Abb. 4 zeigt Elektrophoresekurven eines Serums vor und nach einer Bestrahlung von 10 Minuten. Auffällig ist eine deutliche Abnahme der Albuminfraktion, deutlich ist auch ein Absinken der γ-Globuline, was in den Messungen

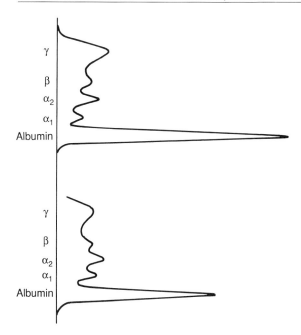

Abb. 4   Elektrophorese
eines Vollserums vor und
nach der Bestrahlung
(10 Min.). vgl. Tab. 5.

von *Putinzewa* u. Mitarb. nicht zum Ausdruck kam.

Trotz individueller Unterschiede der Seren erwiesen sich die durch UV-Bestrahlung bewirkten Veränderungen als durchaus einheitlich.

Die Tab. 5 gibt ein charakteristisches Beispiel wieder. Die Albuminfraktion verliert durch die Bestrahlung 6 %. Der Anstieg der α_2-Globuline um 5,6 % läßt vermuten, daß die modifizierten Albuminmoleküle mit dieser Fraktion mitwandern, d. h. einen Teil ihrer negativen Ladung eingebüßt haben.

Der Verlust der γ-Globulinfraktion ist mit 3 % nur halb so groß wie der der Al-

bumine. Bei der Diskussion der Abb. 2 zeigten wir, daß eine Spaltung der Gammaglobuline weniger wahrscheinlich als die der Albumine ist, weil hierzu die ersten zwei Wasserstoffbrücken nahezu gleichzeitig gesprengt werden müssen.

Auf den ersten Blick erstaunlich ist, daß die strahlenmodifizierten Gammaglobuline sich sichtlich im α-Bereich wiederfinden, was bedeuten würde, daß sich ihre negative Ladung durch die Bestrahlung verstärkt und nicht abschwächt. Verständlich wird diese Erscheinung, wenn wir bedenken, daß die Gammafraktion des Serums vorwiegend aus Immunglobulinen der Klasse IgG besteht, die das Komplement im Serum binden, wenn sie durch Anlagerung eines Antigens allosterisch umgewandelt werden (*Segal* u. *Segal*, 1974). Die gleiche Umwandlung erfolgt auch bei der Spaltung der IgG in zwei Halbmoleküle. Die Komplementeiweiße sind aber stark sauer, sie wandern in der Elektrophorese knapp hinter dem Serumalbumin (*Pro-*

Tab. 5 Elektrophorese von unbestrahltem und 10 Minuten bestrahltem Serum.

	Unbestrahlt	Bestrahlt	Differenz
Albumin	39,0 %	33,0 %	− 6,0 %
α_1-Globulin	8,0	11,9	+ 3,9
α_2-Globulin	11,6	17,2	+ 5,6
β-Globulin	13,8	13,4	− 0,4
γ-Globulin	27,6	24,6	− 3,0

kop u. *Göhler*, 1986). Die Kombination von schwach sauren Halbmolekülen des IgG und stark sauren Molekülen der Komplementeiweiße dürfte sehr wohl ein Komplexmolekül ergeben, das im Bereich der α_1-Globuline wandert.

Die Verdünnung des bestrahlten Blutes bei der Reinfusion

Im oben beschriebenen Versuch wurden 6 % des Serumalbumins nach 10 Minuten Bestrahlung in Halbmoleküle gespalten. Bei *Putinzeva* u. Mitarb. finden wir 13 % für bestrahltes Serum, 11 % für bestrahltes Blutplasma. Diese Werte dürften der Wirklichkeit besser entsprechen als die von uns gemessenen 6 %. In unseren Versuchen erfolgte die Bestrahlung in Küvetten von 10 mm Schichtdicke und ohne Rührwerk. Nur die vordere Schicht der Flüssigkeit erhielt somit die volle Strahlendosis. In der klinischen Praxis erfolgt die Bestrahlung in einer Quarzküvette von nur 0,4 mm Schichtdicke, und durch die Strömung wird die Flüssigkeit ständig umgerührt. Wir glauben daher, daß die von *Putinzeva* u. Mitarb. gemessenen 11 % transformierten Albumins im Blutplasma den Bedingungen bei der therapeutischen Behandlung am nächsten kommen. Wenn dabei 50 ml Blut bestrahlt werden, die 1,29 g Serumalbumin enthalten, so werden davon voraussichtlich 11 %, also 0,151 g gespalten. Das Molekulargewicht des Serumalbumins ist 65 200, und 0,151 g entsprechen einer Menge von $1{,}30 \times 10^{18}$ Molekülen oder $2{,}60 \times 10^{18}$ Halbmolekülen, die sich bei der Reinfusion in einer Blutmenge von 5 000 ml verteilen. In dieser Menge Blut schwimmen $2{,}5 \times 10^{13}$ Erythrozyten, und das bedeutet, daß nach der Reinfusion auf einen Erythrozyten 104 000 Albumin-Halbmoleküle mit starkem Dipolmoment kämen. Trotz der starken Verdünnung dürfte diese Menge bei weitem für einen physiologischen Effekt ausreichen. Nehmen wir für solche im Blut zirkulierende Halbmoleküle eine Halbwertszeit von einem Monat an, so hätten wir 6 Monate nach einer einzelnen Behandlung immer noch 1 600 Halbmoleküle auf einen Erythrozyten und nach einem Kurs von sechs Behandlungen nahezu 10 000 Dipole pro Erythrozyt. Dadurch würde die lange Nachwirkung der UVB-Therapie hinreichend geklärt.

Schlußfolgerung

Die verschiedenen physiologischen Veränderungen, die mit der UVB erfolgreich behandelt werden können, lassen sich auf einen gemeinsamen Faktor zurückführen: auf einen Anstieg des Erregungsniveaus des geschädigten Gewebes. (S. den Beitrag von *J. Segal* u. *R. Dehmlow*: Zellphysiologische Grundlagen der Wirkung UV-bestrahlten Blutes.) Aus der Struktur der Proteinmoleküle des Blutserums und ihrer Absorption des UV mittlerer Wellenlänge ergibt es sich, daß ein Teil dieser Proteinmoleküle und vorwiegend der Albumine in je zwei Halbmoleküle mit hohem Dipolmoment gespalten werden muß.

Solche Halbmoleküle müssen sich mit ihrem positiven Pol an Zellmembranen binden und dort, als Elektrete, ein stetiges elektrisches anodisches Feld unterhalten. Dadurch wird der in der klassischen Erregungsphysiologie als Anelektrotonus bekannte Zustand eingestellt, der das Erregungsniveau abbaut. Aus neueren Untersuchungen wissen wir, daß diese Wirkung dadurch erreicht wird, daß ein Polarisationseffekt den pH des Zytoplasmas anhebt.

Aus der Literatur und auch aus eigenen neuen spektrometrischen und elektrophoretischen Befunden konnten wir den Nachweis erbringen, daß durch die UV-Bestrahlung tatsächlich Wasserstoffbrücken gesprengt und Halbmoleküle gebildet werden. Ferner konnten wir direkt zeigen, daß die so transformierten Proteinmoleküle gegenüber den nativen ein stark erhöhtes Dipolmoment aufweisen. Die Ausgangshypothese ist dadurch soweit überprüft, daß eine Weiterführung der Versuche am lebenden Objekt gerechtfertigt erscheint.

Wir betonen nochmals ausdrücklich, daß durch diese Versuche keinesfalls ausgeschlossen wird, daß die Fotoradikale, die im mikromolekularen Anteil des Blutes bei der UV-Bestrahlung zwangsläufig entstehen, ebenfalls eine physiologische und möglicherweise therapeutische Wirkung ausüben können. Wir glauben aber, schon jetzt nachgewiesen zu haben, daß die Wirkung der Strahlung auf die Proteine des Blutplasmas keinesfalls vernachlässigt werden darf.

Zellphysiologische Grundlagen der Wirkung UV-bestrahlten Blutes

Jakob Segal und *Ronald Dehmlow*

Die Rolle der Erregung in pathologischen Prozessen

Im vorangegangenen Beitrag stellten wir dar, daß die UV-Strahlung auf das Blut in zwei prinzipiell verschiedenen Weisen einzuwirken vermag. In erster Linie ist damit zu rechnen, daß die energiereichen Photonen des UV von den verschiedenen Mikromolekülen des Blutes absorbiert werden. Dabei werden Elektronen aus ihrer Bahn verdrängt, und es entstehen unstabile und höchst reaktionsgierige Radikale, die vielfältige physiologische Wirkungen haben könnten, wären sie nicht so extrem kurzlebig. Da ihre Halbwertszeiten aber zumeist im Mikrosekunden-, bestenfalls im Millisekundenbereich liegen, erlischt ihre Wirkung, lange bevor das bestrahlte Blut dem Patienten reinfundiert wird.

Natürlich vollziehen diese Radikale während ihrer kurzen Lebenszeit vielfältige Reaktionen mit anderen Bestandteilen des Blutes. Es werden neuartige und vielfach chemisch stabile Strukturen gebildet, die die Reinfusion überdauern, und wir müssen damit rechnen, daß manche von ihnen im Organismus des Patienten physiologisch wirksam werden. Leider ist die Vielfalt von Radikalen und ihren möglichen Folgereaktionen praktisch unbegrenzt, und daher sind die Hypothesen über ihre mögliche therapeutische Wirkung stark spekulativ. Wir schließen keinesfalls eine solche Wirkung der Photoradikale aus, ziehen es jedoch vor, die zweite Alternative zu untersuchen, die Wirkung des UV-Lichts auf die Makromoleküle und speziell auf die Proteine, bei denen wir konkrete und experimentell überprüfbare Effekte vermuten können.

Es erwies sich, daß die dominierende Wirkung des UV auf die Eiweiße des Blutplasmas darin besteht, daß ein Teil von ihnen in Halbmoleküle gespalten wird. Bekanntlich haben alle Proteine starke Dipolmomente, die zu einer Ausflockung und somit einer Verstopfung der Kapillaren führen müßten, bestünden nicht die Moleküle sämtlicher Plasmaproteine aus je zwei identischen und antiparallel aneinanderliegenden Halbmolekülen, wodurch sich deren Dipolmomente kompensieren. Sie werden durch sehr schwache Wasserstoffbrücken zusammengehalten, die durch das mittelwellige UV mit viel größerer Wahrscheinlichkeit gesprengt werden als die wesentlich stärkeren sonstigen Bindungen, die die Konformation der Peptidkette konsolidieren. Es entstehen also Halbmoleküle, die ansonsten in keiner Weise denaturiert sind, ihren Antigencharakter unverändert beibehalten, als körpereigene Substanz erkannt werden und daher selbst bei wiederholter Behandlung mit UVB zu keinerlei anaphylaktischen Reaktionen führen. Neu ist lediglich ihr starkes Dipolmoment.

Die physiologische Wirkung von molekularen Dipolen

Bekanntlich bestehen Zellmembranen im wesentlichen aus längeren dimeren Proteinmolekülen mit hohem Dipolmoment, die zwischen die Moleküle von Phospholipiden eingelagert sind (Abb. 1). Da die Membran einer Ruhezelle außen positiv und innen negativ polarisiert ist, sind die Proteinmoleküle in ihr mit dem negativen Pol nach außen orientiert. Ein im Außenmedium frei schwimmender Dipol wird sich daher mit seinem positiven Pol an die Außenfläche der Membran anlagern. Der Effekt wäre

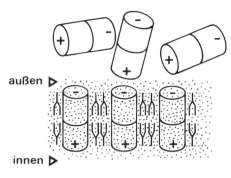

Abb. 1 Modell einer Protein-Phospholipid-Membran. Im Außenmedium frei schwimmende Moleküle mit Dipolmoment heften sich mit dem positiven Pol an die Membran.

vergleichbar mit dem einer positiven Mikroelektrode, also einer Anode.

Nun wissen wir aber, daß unter einer Anode die Erregbarkeit einer Zelle sinkt und ihr stetiges Erregungsniveau gesenkt wird. Im vorangegangenen Artikel haben wir berechnet, daß nach einer einmaligen UVB-Behandlung in der Blutbahn des Patienten etwa 100 000 Albumindipole auf einen Erythrozyten kommen. An jede kranke Zelle dürften sich also zahlreiche Dipole anlagern, was den erregungshemmenden Effekt wesentlich verstärken dürfte. Dabei sprachen wir von kranken Zellen. Es ist nämlich zu berücksichtigen, daß die Membran gesunder Zellen außen stark positiv polarisiert ist. Der membrannahe Raum ist erfüllt von einem dichten Schwarm positiver Ionen, welche die Annäherung des positiven Pols unserer Dipole an die Membran erschweren müssen. Das Dipolmoment ist aber nur stark in unmittelbarer Nähe der Pole und nimmt mit der vierten Potenz der Entfernung ab. Um sich fest an die Membran zu binden, muß sich der Dipol ihr sehr stark nähern, was bei gesunden, stark polarisierten Zellen nur selten der Fall sein wird. Bei pathologisch veränderten, hocherregten Zellen sinkt dagegen die Polarisation oft bis auf den Nullwert oder kehrt sich gar

um, was die Bindung von Dipolen an die Zellmembran begünstigen muß.

Daraus erklärt sich der wenig beachtete, aber sehr begrüßenswerte Umstand, daß die UVB-Therapie offensichtlich nur auf erkrankte Gewebe wirkt, die gesunden jedoch unbehelligt läßt. Während die ebenfalls erregungshemmenden Barbiturate stets eine generelle Depression der Gehirnfunktionen neben der beabsichtigten therapeutischen Wirkung verursachen, wird bei der UVB-Therapie keine hemmende Wirkung auf das ZNS vermerkt.

Dies sind die Grundlagen unserer Vorstellung von der therapeutischen Wirkung des UVB. Obgleich eine erregungshemmende Wirkung von Dipolen von uns erstmalig zur Diskussion gestellt wurde, können wir diese Annahme aus der modernen Neurochemie experimentell belegen. Unter den zahlreichen neuerdings nachgewiesenen Neurotransmittern, Substanzen, die bei der Erregung einer Synapse in den Synapsenspalt ausgeschieden werden und die Weiterleitung eines Impulses positiv oder negativ beeinflussen, finden sich auch das Glyzin und das GABA (gamma-amino-butyric acid), zwei Aminosäuren einfachster Bauart.

Die Abb. 2.1 zeigt das Molekül des Glyzins in der uns aus Lehrbüchern vertrauten

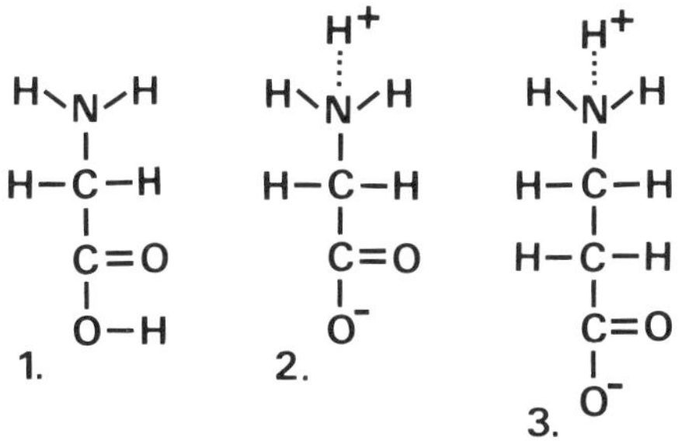

Abb. 2 Die Molekularstruktur der erregungshemmenden Neurotransmitter Glyzin und GABA (gamma-amino-butyric acid). 1. Glyzin als Molekül, 2. Glyzin als Zwitterion, 3. GABA als Zwitterion.

Form. Bei physiologischen pH-Werten verliert aber die Carboxylgruppe ein Proton und wird elektronegativ, während die Aminogruppe ein zusätzliches Proton anlagert und elektropositiv wird. Diese Form wird als Zwitterion bezeichnet (Abb. 2.2). Die positive bzw. negative Ladung an den Enden des stäbchenförmigen Moleküls verleiht ihm ein starkes Dipolmoment. Entsprechend unseren Überlegungen übt das Glyzin auf die Synapsen eine hemmende Wirkung aus. Die Abb. 2.3 zeigt das GABA-Molekül als Zwitterion. Gegenüber dem Glyzin ist die Atomkette um ein Kohlestoffatom verlängert, die terminalen Ladungen rücken weiter auseinander und das Dipolmoment steigt beträchtlich an. Dementsprechend übt das GABA eine sehr starke hemmende Wirkung aus. Seine Rolle scheint es zu sein, nach dem Durchgang eines Impulses die Resterregung beschleunigt abzubauen, um die Synapse für einen nächsten Impuls freizumachen. Zu beachten ist hierbei, daß beim Durchgang eines Impluses die Membranen der Synapse depolarisiert werden, was die Anlagerung des positiven Pols des Transmittermoleküls an die Membran erleichtern muß. Die von uns vermutete hemmende Wirkung von Dipolen nach UVB stellt also durchaus keinen Einzelfall dar.

Das Erregungsniveau der Ruhezelle

Wenn wir von einer Ruhezelle sprechen, so meinen wir damit nicht etwa eine Zelle, die sich in völligem Ruhezustand befände. Jede lebende Zelle hat einen Stoffwechsel, der durch das Erregungsniveau geregelt wird. Er ist extrem niedrig bei einem Erythrozyten und relativ hoch bei einem Leukozyten. Dementsprechend ist das Erregungsniveau im ersten Falle niedrig, im zweiten hoch. Als Ruhezelle bezeichnen wir korrekterweise eine Zelle, die ein den an sie gestellten Anforderungen entsprechendes Erregungsniveau einhält und von ihm durch keine zusätzlichen Reize abgedrängt wird.

Je nach der Funktion der Zelle kann dieses Niveau sehr verschieden hoch sein. Die Zellen des Sinusknotens im Wirbeltierherzen sind so stark erregt, daß sie auch ohne exogene Reize rhythmische Impulse aussenden. Die von ihnen innervierten Zellen des Hisschen Bündels sind weit weniger hoch erregt. Sie sind nicht autorhythmisch und erfordern einen vollen Impuls aus dem Sinusknoten, um ihrerseits einen Impuls zu generieren.

Die Stäbchen unserer Netzhaut sind bei Dunkeladaptation so hochgradig empfindlich, daß sie bereits bei Absorption eines einzigen Photons mit einem Impuls antworten. Die diese Impulse weiterleitenden Ganglienzellen der Netzhaut sind weit weniger empfindlich und leiten die Erregung nur weiter, wenn sie zwei solcher Impulse summieren können. Die Mechanorezeptoren unserer Haut sprechen auf schwache mechanische Reize an. Die Mechanorezeptoren der Schnecke im Innenohr reagieren auf Reize, die um mehrere Größenordnungen schwächer sind. Diese Beispiele ließen sich unbegrenzt vermehren.

Je nach den momentanen Anforderungen des Organismus wird dieses Ruheniveau verändert. Durch Erregung mittels der Impulse aus den Sympathikusfasern oder durch adrenerge Hormone wird die Frequenz des Rhythmus des Sinusknotens erhöht, durch Impulse aus dem Vagus oder durch cholinerge Hormone wird sie gehemmt. Nach einer Mahlzeit wird gemeinhin die Sekretion von Verdauungsfermenten aktiviert, im Schlafzustand dagegen gedrosselt.

Das optimale Ausgangsniveau wird durch verschiedene Mechanismen aufrechterhalten, und seine langzeitige Verschiebung bewirkt funktionelle Störungen, also Krankheiten. Vielfach wird das erforderliche Erregungsniveau durch die laufende funktionelle Beanspruchung aufrechterhalten. Entfällt sie, dann treten Degenerationserscheinungen auf. Hält man Affen längere Zeit bei blaufreiem Licht, so degenerieren die den Bahnen der Blaurezeptoren entsprechenden zwei Schichten des *Corpus geniculatum*, während die den Rot- und Grünrezeptoren entsprechenden vier Schichten unbehelligt bleiben. Wird ein motorischer Nerv durchschnitten oder durch Poliomyelitis inaktiviert, so degeneriert der entsprechende Muskel. Das gleiche erfolgt, wenn auch zumeist reversibel, bei längerer Bettruhe.

Andere Funktionen lassen sich nur durch ständige Erregung mittels exogener Nervenimpulse aufrechterhalten. Diese *trophische* Innervation macht sich den Umstand zunutze, daß unser Organismus ständig in einem unveränderten Schwerefeld lebt. Unser Schweresinnesorgan entsendet also global eine nahezu konstante Zahl von Impulsen, und ein Teil dieser Impulse schafft die konstante trophische Stimulierung verschiedenster Systeme. Bei Schwerelosigkeit entfällt die trophische Stimulation, woraus sich verschiedene funktionelle Störungen bei einem kosmischen Langzeitflug ergeben.

Das optimale Erregungsniveau kann auch humoral eingestellt werden. Z. B. wird die von der Erregung abhängige Stoffwechselaktivität durch das Thyroxin reguliert. Ein Übermaß an diesem Hormon bewirkt einen überhöhten Stoffwechsel mit Morbus Basedow, ein Defizit dagegen den Kretinismus.

Wohl jede dauerhafte Abweichung vom normalen Erregungsniveau eines Zellsystems führt zu einer Krankheit, und viele unserer therapeutischen Maßnahmen bestehen darin, die Erregung auf den Normalstand einzuregulieren.

Die Natur der Erregung

Angesichts der großen Bedeutung der Erregungsfunktion beim Zustandekommen pathologischer Zustände können wir uns nicht mit den vereinfachenden Darstellungen begnügen, die auch heute noch die Lehrmeinung beherrschen. Zunächst betrachten sie nur das Aktionspotential, einen nach dem Alles-oder-Nichts-Gesetz ablaufenden kurzen Impuls, der bei tierischen Geweben lediglich im Axon von Neuronen und in quergestreiften Muskeln nachgewiesen werden konnte. Er dient der Signalübermittlung auf große Entfernungen, ist in seiner Intensität nicht graduierbar und daher als Grundlage eines Regelsystems denkbar wenig geeignet. Daneben existiert, in allen Zellen nachweisbar, eine sog. *unterschwellige Erregung*, deren Niveau von der zugeführten Reizmenge abhängt (154). Sie tritt nach Einzelreizen als langsam abklingende Potentialwelle auf; bei wiederholten oder stetigen Reizen manifestiert sie sich als eine dauerhafte Senkung des Ruhepotentials der Zelle. Sie ist die eigentliche Grundlage der Regulation von Zellprozessen, und ohne sie zu berücksichtigen, können wir uns keine korrekte Vorstellung von den normalen Zellfunktionen und erst recht nicht von der pathologischen Dysregulation bilden.

Hinzu kommt, daß die klassische Lehrmeinung von *Bernstein* (1902) von der nahezu ein Jahrhundert alten Membrantheorie der Erregung ausgeht. Zu dieser Zeit wußte man so gut wie nichts von den Eiweißen, kannte kaum die verschiedenen Zustände des Wassers und konnte sie erst recht nicht messen und hatte nur vage Vorstellungen von der Existenz der Enzyme. Dagegen kannte man bereits durch die Arbeiten von *Nernst* die elektrogenen Effekte der Diffusion kleiner Ionen. Zu Recht verzichtete damals *Bernstein* in seiner Darstellung der Erregung auf eine Analyse der Stoffwechselfunktionen, klammerte völlig die Eiweiße aus und betrachtete das Zellinnere als eine verdünnte Lösung kleiner Ionen, die von einer anders zusammengesetzten Lösung kleiner Ionen im Außenmedium durch eine semipermeable Membran getrennt war. Die Erregung, nach *Bernstein* eine Steigerung der Membranpermeabilität, würde Ionenfluxe durch die Membran verursachen, die als Aktionspotentiale erfaßt würden. Die ganze Vielfalt der durch die Erregung ausgelösten Veränderungen der physikochemischen Parameter der Zelle wurde somit einzig auf das elektrische Signal reduziert.

Die sich mehrenden Erkenntnisse über die Beziehung der Erregung zu pathogenen Prozessen weckten das Bedürfnis nach einer umfassenderen Darstellung der Erregungsfunktionen. *Segal* (1958, 1978), *Ling* (1962), *Kurella* (1969), *Hazlewood* (1977) und andere Autoren untersuchten die Rolle der Proteine und des Wassers und ihre Beziehung zu den Stoffwechselfunktionen. Diese zum Teil noch stark divergierenden Vorstellungen laufen unter dem Sammelnamen *Phasentheorien der Erregung*. *Segal* u. *Dehmlow* (1986) haben in einer kurzen Zusammenfassung über den gegenwärtigen Stand solcher Bemühungen berichtet. Auf diese Darstellung wollen wir uns im folgenden beziehen.

Die Zelle im Ruhezustand gemäß der Phasentheorie

Die schwach elektronegativen Proteine des Zytoplasmas befinden sich in der Ruhezelle nicht in freier Lösung, sondern bilden gemeinsam mit Kaliumionen ein sog. *Koazervat*, ein Flüssigkristall (Abb. 3). Im Gegensatz zu klassischen Kristallen haben die Makromoleküle des Koazervats keine direkte Berührung untereinander, sondern werden durch gleichsinnige elektrische Felder auf Abstand gehalten, woraus sich eine leichte Verschiebbarkeit der Moleküle und der flüssige Charakter der Struktur ergeben. Wie auch viele klassische Kristalle enthält das Eiweißkoazervat eine gewisse streng begrenzte Menge Kristallwasser. Dessen Moleküle sind mit dem positiven Pol an die elektronegativen Proteinmoleküle, mit dem negativen Pol an die elektropositiven Kaliumionen gebunden. Da kein freier Pol verbleibt, wirkt das Koazervatwasser nicht als Lösungsmittel.

Insgesamt ist das Koazervat stark dehydratisiert. Bei seinem Zusammenbau müssen die Kationen ihres Hydratwassers beraubt werden. Dies erfordert wenig Energie beim Kalium- und viel Energie beim Natriumion. Daher werden bei der Koazervation Kaliumionen eingebaut und Natriumionen ausgestoßen. Das im Koazervatzustand befindliche Zytoplasma der Ruhezelle enthält daher viele Kalium- und wenige Natriumionen, während das extrazelluläre Medium die umgekehrte Verteilung aufweist. An der Berührungsfläche dieser beiden Phasen entsteht ein Grenzflächenpotential von ca. 30 mV, ein statisches elektrochemisches Potential, das von keinem Ionenflux getragen und zu dessen Aufrecherhaltung keine Stoffwechselenergie benötigt wird.

Zu diesem physikalischen Potential kommt noch eine biochemische Komponente. Im Prozeß der Zellatmung fallen ständig H^+-Ionen an, die durch ATP-getriebene Wasserstoffpumpen über die Membran ausgeschieden werden. Dieser ständige Efflux positiver Ionen erhöht das Grenzflächenpotential um weitere 30–60 mV je nach der Intensität des Grundstoffwechsels der Zelle.

In den Poren der Zellmembran sind an den Carbonylgruppen der Peptidbindungen von Membraneiweißen Kalziumionen verankert.

$$^{(+)}C = O^{(-)} \cdots\cdots Ca^{++}$$

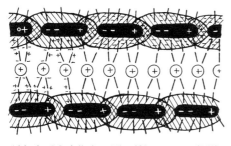

Abb. 3   Modell eines Eiweißkoazervats (150).

Ihr starkes elektropositives Feld behindert die Passage von Kationen durch die Membran, beeinflußt aber nicht das letzthin eingestellte Ionengleichgewicht. Ein Zusammenbruch des Membranwiderstands bei der Erregung kann daher keine neuen Ionenfluxe, keine Aktionspotentiale auslösen. Deren Auftreten zeugt davon, daß bei der Erregung zusätzliche aktive, treibende Kräfte freigesetzt werden.

Der Erregungsprozeß gemäß der Phasentheorie

Eine Erregung kann durch verschiedenste physikalische oder chemische Reize ausgelöst oder begünstigt werden, durch kathodische elektrische Reize, durch mechanische Kräfte, durch strahlende Energie, Kälte, Säuren, Laugen und vielfältige andere chemische Wirkstoffe. Einheitlich ist dagegen die durch den Reiz ausgelöste Reaktionskette, die Erregung.

Alle diese Reize haben eines gemeinsam: Sie sind geeignet in Proteinmolekülen Wasserstoffbrücken zu brechen, sie also reversibel zu denaturieren. Diese Form der Denaturation verläuft exotherm, was die Ausbildung einer Kettenreaktion ermöglicht. Sie wurde von uns an Eiweißlösungen in vitro dargestellt und untersucht. Im wesentlichen bewirkt die freigesetzte Denaturationsenergie eine Senkung des pH, wodurch weitere Wasserstoffbrücken des Proteins gespalten werden, was wiederum Denaturationsenergie freisetzt, weitere Wasserstoffbrücken spaltet usw. Der Erregungsprozeß wird vom auslösenden Reiz unabhängig.

Die verschiedenen Manifestationen der Erregung

Die Senkung des intrazellulären pH, das Grundelement der Erregung, hat vielfältige Folgeerscheinungen, die wir hier im einzelnen betrachten wollen.

a) Bei sinkendem pH, d. h. steigender Wasserstoffionenkonzentration, binden die ursprünglich schwach elektronegativen Proteine des Zytoplasmas verstärkt positive H-Ionen und werden isoelektrisch, d. h. neutral. Da sie sich nicht mehr abstoßen, jedoch weiterhin durch ihre Dipolmomente anziehen, verwandelt sich das Koazervat in ein Koagulat, ein gewöhnliches Kolloidgel, das stark quellungsfähig ist und gewaltsam Wasser an sich reißt. Wasser strömt durch die Membranporen in die Zelle ein, wobei diese Schwellung in extremen Fällen das Zellvolumen etwa verdoppelt.

b) Im Außenmedium der Zelle ist das Wasser fast völlig als Hydrathülle an die Natriumionen gebunden. Bei der Quellung des Koagulats werden daher Natriumionen ins Zellinnere mitgerissen. Dieser starke Influx von Kationen manifestiert sich als die für Erregung typische Senkung des Ruhepotentials, bei starken Reizen als Aktionspotential, bei dem die Polarisation der Zelloberfläche sogar umgekehrt wird. Dieser Kationeninflux entspricht aber einem anodischen Reiz, der hemmend wirkt, den Erregungsprozeß abbricht und die Rückkehr zum Ausgangszustand ermöglicht.

c) Wir sahen, daß sowohl die Denaturation der Proteine als auch der Zusammenbruch des Koazervats mit der daraus resultierenden Quellung exotherm verlaufen. Die Rückkehr zum Ausgangszustand kann daher nur unter Energiezufuhr erfolgen. Wie bei jeder Arbeitsleistung der Zelle wird diese Energie dadurch bereitgestellt, daß Adenosintriphosphat (ATP) durch eine ATPase zu Adenosindiphosphat (ADP) hydrolysiert wird. In jeder gesunden Ruhezelle ist ein ausreichender Vorrat an ATP vorhanden, und er wird nicht angegriffen, da die ATPasen in neutralem Milieu inaktiv sind und ihr Aktionsoptimum etwa bei pH 6 liegt. Sinkt bei der Erregung der pH des Zytoplasmas, so wird eine ATPase aktiv, und die zur Rückkehr in den Ruhezustand benötigte Energie wird verfügbar.

d) Nach der Hydrolyse des ATP verbleibt freie Phosphorsäure. Sie aktiviert die Fermente der Zellatmung, durch welche die Phosphorsäure wieder ans ADP angelagert wird und dieses zu ATP zurückverwandelt. Diese Aktivierung des Energiestoffwechsels manifestiert sich als ein Wärmestoß, der mit einer kleinen Latenz jeden Erregungsprozeß begleitet. In entsprechender Weise können natürlich die verschiedensten biochemischen Funktionen durch das Erregungsniveau über pH-Verschiebungen gesteuert werden.

e) Auch die verschiedenen *mechanischen Funktionen* der Zelle wie die Muskelkontraktion, die Phagozytose oder die Mitose können mit pH-Verschiebungen in Zusammenhang gebracht werden. Ohne auf Details einzugehen (152) begnügen wir uns hier mit dem Hinweis, daß die Bildung von Mikrofilamenten aus Aktinmolekülen durch die bei sinkendem pH eintretenden Strukturveränderungen begünstigt wird und daß die Spiralisierung dieser Mikrofilamente und damit eine mechanische Arbeitsleistung erfolgt, wenn bei niedrigem pH die ATPase-Funktion der Mikrofilamente aktiviert wird. Lediglich bei der Zilienaktivität handelt es sich wahrscheinlich um einen grundlegend anderen Mechanismus.

Pathologische Erscheinungen aufgrund gestörter Erregung

Wird der oben geschilderte normale Ablauf des Erregungszyklus soweit gestört, daß eine Rückkehr zum ursprünglichen Erregungsniveau unmöglich wird, kann es zu pathologischen Veränderungen verschiedener Art kommen. Wir wollen einige von ihnen näher betrachten und zugleich die Frage stellen, wieweit sie durch die erregungshemmende Wirkung der UVB beeinflußt werden können.

Arterielle Verschlußkrankheiten

Am meisten verbreitet im deutschen Sprachraum ist die Anwendung der UVB bei arteriellen Verschlußkrankheiten. Dabei ist generell festzustellen, daß das Blut in den betroffenen Organen stark anoxisch ist.

Unter Sauerstoffmangel kann ein Erythrozyt seine normale Zellatmung nicht vollziehen. Um das für die Ausscheidung der H-Ionen benötigte ATP zu gewinnen, wird er wenigstens teilweise auf die anaerobe Glykolyse zurückgreifen, die als Endprodukt Milchsäure hinterläßt. Dies führt zu einer Übersäuerung der Zelle. Das Hämoglobin, das beim Erythrozyten fast die gesamte Zellmasse darstellt und normalerweise als viskos-flüssiges Koazervat vorliegt, geht in den Koagulatzustand über. Der Zustand des Erythrozyten entspricht nunmehr einer hochgradigen Erregung.

Die Umwandlung des flüssigen Koazervats in ein starres Gel macht aus dem plastischen Gebilde ein starres Plättchen, was die Passage durch die Kapillaren erschweren muß. Hinzu kommt, daß durch die Koagulation eine Quellung bewirkt wird, die das Volumen auf etwa das Doppelte ansteigen läßt. Anstelle des üblichen Durchmessers von 8 µm findet man im Blut aus Organen mit arteriellem Verschluß vielfach 12 µm breite Erythrozyten. Hinzu kommt noch, daß die Erythrozyten im Erregungszustand ihre Oberflächenpolarisation einbüßen, sich nicht mehr gegenseitig abstoßen, sondern miteinander verkleben und sog. Geldrollenpakete bilden, was die Passage durch die Kapillaren noch weiter behindern muß.

In der Abb. 4 (62) sind diese Veränderungen erkennbar. Im Blut eines nicht mit UVB behandelten Patienten haben die Erythrozyten einen Durchmesser von 12 µm und sind zu Geldrollen verklebt (Abb. 4.1). UV-Bestrahlung des Blutes bewirkt keine Änderung, weil durch sie ja den Erythrozyten kein zusätzlicher

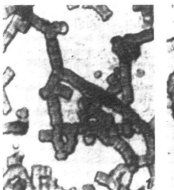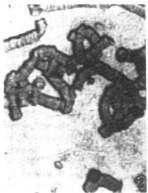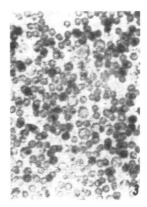

Abb. 4   Wirkung der UV-Bestrahlung auf Erythrozyten (42).
1. Unbestrahltes Blut eines Patienten mit arterieller Verschlußkrankheit. Die Erythrozyten haben einen Durchmesser von 12 µm und legen sich zu »Geldrollen« zusammen.
2. Blut des gleichen Patienten sofort nach der Bestrahlung. Keine nennenswerte Änderung.
3. Blut des gleichen Patienten 5 Minuten nach Reinfusion des bestrahlten Blutes. Die »Geldrollen« lösen sich auf, der Durchmesser der Erythrozyten reduziert sich auf 8 µm.
Vergrößerung 400×.

Sauerstoff zugeführt und die Anoxie nicht behoben wird (Abb. 4.2). Wird aber das bestrahlte Blut wieder in den Kreislauf des Patienten zurückgeführt, so wird nicht nur die Erregung der Zellen behoben, sondern sie können sich auch in der Lunge neu mit Sauerstoff versorgen und ihre Milchsäure abbauen. Der Koazervatzustand stellt sich wieder her, die Polarisation baut sich wieder auf und treibt die Zellen der Geldrollenpakete auseinander. Die Schwellung geht zurück, und die Erythrozyten erhalten wieder ihren Durchmesser von 8 µm; die Kapillarpassage ist wiederhergestellt (Abb. 4.3). Zu bemerken ist noch, daß die Koazervation ein Alles-oder-Nichts-Prozeß ist. Dementsprechend finden wir in der Abb. 4 nur Zellen mit 8 oder mit 12 µm Durchmesser, aber keine Zwischenformen.

Ähnliches gilt zweifelsohne auch für andere Zellarten, die Einfluß auf die Blutzirkulation haben. Die Endothelzellen sind breite, flache Zellen, die die Blutgefäße einschließlich der Kapillaren innen auskleiden. Schwellen sie durch anoxische Erregung, so verringert sich das Kapillarlumen sehr erheblich, wodurch die Passage der Erythrozyten erschwert werden muß. Wird die Sauerstoffversorgung durch die UVB wiederhergestellt, so erweitert sich auch das Kapillarlumen. Wir hatten ausgerechnet, daß nach einer einzigen UVB-Behandlung etwa 100 000 Albumin-Halbmoleküle pro Erythrozyt in der Blutbahn schwimmen. Es ist daher wahrscheinlich, daß alle Erythrozyten des Patienten mehrere dieser Dipole binden und so von der anodischen Wirkung profitieren. Wir dürfen annehmen, daß die Halbwertszeit der Halbmoleküle etwa einen Monat beträgt. Dann gäbe es 6 Monate nach der Behandlung mit 6 Therapiegängen immer noch $6 \times 1\,500 = 9\,000$ Halbmoleküle pro Erythrozyt, was die nachhaltige Wirkung der Behandlung gut erklärt.

Erregung und Entzündung – Nekrose und Wundheilung

Wir sahen, daß bei steigender Erregung der sinkende pH die ATPase aktiviert und dadurch der Zelle Energie zur Aufhebung des Erregungszustands zur Verfügung stellt. Das Ganze ist ein Regel-

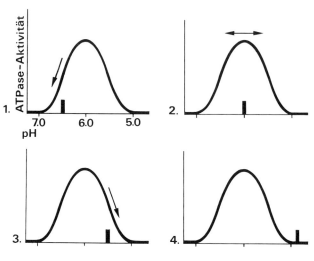

Abb. 5 Die Aktivität der ATPase des Zytoplasmas in Abhängigkeit vom Erregungsniveau, ausgedrückt durch den intrazellulären pH.

1. Mäßige Erregung – der schwarze Block zeigt einen pH von 6,5 an. Die Richtung des Pfeils zeigt an, daß die Zelle die Tendenz hat, spontan zum Ruhezustand zurückzukehren. Dabei nimmt die ATPase-Aktivität ab.
2. Bei mäßiger Entzündung (pH 6) fehlen die steuernden Kräfte. Die Zelle kann sich spontan erholen oder auch nekrotisieren.
3. Hochgradige Entzündung = Paranekrose (pH 5,5). Bei steigender Erregung sinkt die ATPase-Aktivität. Die Zelle tendiert zu einem höheren Erregungsgrad, der Nekrose, überzugehen.
4. Die extrem starke Erregung führt zur Nekrose (pH 5). Die ATPase ist inaktiviert, ohne Versorgung mit ATP-Energie erleidet die Zelle den Tod.

kreis mit negativer Rückkopplung (Abb. 5.1). Je stärker der Reiz, um so bedeutender die pH-Senkung und um so größer die Menge des hydrolysierten ATP, solange der Regelbereich nicht überschritten wird.

Überschritten wird er bei besonders starken oder langanhaltenden Reizen, also bei mechanischen, thermischen oder chemischen Traumen sowie bei Einwirkung von Bakterientoxinen. Wird bei der Erregung etwa pH 6 erreicht, so wird beim weiteren Fortschreiten des Prozesses keine zusätzliche Energie freigesetzt, weil die ATPase nicht weiter aktiviert werden kann, was in der Abb. 5.2 angedeutet wird. Der Prozeß schreitet weiter fort, bis bei etwa pH 5,8 der abfallende Schenkel der Aktivitätskurve der ATPase erreicht wird. Hier geraten wir in einen Bereich positiver Rückkopplung. Je mehr die Erregung anwächst, um so geringer wird die freigegebene Energiemenge, die zur Bekämpfung dieser Erregung dienen soll (Abb. 5.3). Der Prozeß schreitet ungehindert weiter fort, bis schließlich der pH-Wert erreicht wird, bei dem die ATPase völlig versagt und die Zelle aller Abwehrkräfte beraubt ist (Abb. 5.4).

Die Abb. 5.1 beschreibt die *funktionelle Erregung*, die sich innerhalb der Regelbreite hält und vom Organismus gesteuert werden kann. Die Abb. 5.2 zeigt, daß die Zelle sich der Kontrolle entzogen hat. Dieser Zustand entspricht einer *leichten Entzündung*. Die Störung hält an, auch wenn die Noxe abgeklungen ist. Eine beginnende Histaminfreisetzung bewirkt Gefäßerweiterung und leichte Rötung. Die Schwelle der Schmerzrezeptoren sinkt und Juckreiz stellt sich ein. Der gesteigerte Energiestoffwechsel führt zur Wärmebildung, der Übergang des Zytoplasmas in den Koagulatzustand bewirkt eine Schwellung des befallenen Organs.

Solche leichten Entzündungen sprechen

generell leicht auf Therapien an. Nach Beseitigung der auslösenden Noxe klingt die Erregung spontan ab, da die stark aktivierte ATPase viel Energie zur Verfügung stellt und der ebenfalls stark aktivierte Energiestoffwechsel den ATP-Vorrat ständig erneuert. Die UVB, die das Erregungsniveau aktiv senkt, hat hierbei eine besondere ausgeprägte therapeutische Wirkung. So berichten *Wiesner* u. *Wiesner* in ihrem Beitrag zu diesem Buch von einer Studie von *Klammt* u. Mitarb. über die Beschleunigung der Heilung und Unterdrückung des Schmerzes nach stomatologischen Eingriffen.

Die Abb. 5.3 entspricht einer *starken Entzündung*. Wärme, Rötung, Schwellung und Schmerz, die klassischen Symptome einer Entzündung, erklären sich leicht aus den bereits beschriebenen Parametern der Erregung. Dieser Zustand ist noch reversibel. Neben der Beseitigung der Noxe kann hier die UVB zur Heilung beitragen, indem sie das Erregungsniveau senkt und die kranke Zelle in den normalen Regelbereich mit negativer Rückkopplung zurückbringt.

Sich selbst überlassen, gehen die stark entzündeten Zellen oft spontan in den Zustand der *Nekrose* über, der in der Abb. 5.4 dargestellt ist. Der physiologische Zustand hochgradig entzündeter Zellen wird daher auch als *Paranekrose* bezeichnet. Im Gegensatz zu dieser ist aber die Nekrose irreversibel. Durch den niedrigen pH werden nicht nur die ATPase, sondern auch die Fermente des Energiestoffwechsels inaktiviert, die Zellatmung erlischt und die Zelle stirbt. Im nekrotischen Zentrum eines Abszesses liegt der pH zumeist um den Wert von 5. Dadurch werden die proteolytischen Fermente der Kathepsin-Gruppe aktiviert. Dem Zelltod folgt rasch die Zellzerstörung.

Gegen die Nekrose ist die UVB natürlich wirkungslos. Sie kann aber verhindern, daß paranekrotische Zellen der Nekrose verfallen. Die UVB vermag daher den Heilungsprozeß eitriger Entzündungen wesentlich zu fördern (z. B. *Potašev* et al 1986).

Ähnlich liegen die Verhältnisse bei der Heilung steriler Wunden. Der Wundrand besteht aus einer Schicht nekrotischer und daher irreversibel verlorener Zellen. Ihr folgt eine Schicht paranekrotischer Zellen mit einer Tendenz zur Nekrose. Dahinter liegt eine Schicht von Zellen, die hochgradig erregt sind, jedoch noch im normalen Regelbereich liegen. Ihre starke Dauererregung bewirkt eine starke Proliferation oder Granulation, der schließlich die Ausfüllung der Wundlücke zu verdanken ist. Das UVB veranlaßt die paranekrotischen Zellen, vorzugsweise nicht der Nekrose zu verfallen, sondern an der Granulation teilzunehmen, wodurch der Heilungsprozeß beschleunigt wird.

Dies gilt auch für besonders schwer heilende Wunden sowie für Ulzera. In diesem Buch berichtet *Kliche* über die Behandlung des als unheilbar geltenden Ulcus cruris durch UVB. In 9 von 9 Fällen wurde eine vollständige und dauerhafte Heilung erzielt. Dabei handelte es sich um Patienten, an denen andere therapeutische Maßnahmen bereits erfolglos ausprobiert worden waren.

Bakterielle Infektionen

Über die therapeutische Wirkung der UVB bei bakteriellen Infektionen liegen Mitteilungen sowohl auf dem Gebiet der humanen Medizin (z. B. *Karjakin* et al 1986) als auch der Veterinärmedizin vor (*Popov* et al 1986). Der Wirkmechanismus ist wahrscheinlich komplex und daher schwer durchschaubar. Viele Bakterieninfektionen verursachen Entzündungen, und schon die bloße entzündungshemmende Wirkung der UVB kann therapeutisch wirksam sein.

Daneben müssen wir auch damit rechnen, daß die Bindung von Bakterien an die Zellen des Wirts durch die UVB beeinträchtigt wird. Diese Bindung erfolgt durch spezifische Membranrezeptoren, und es ist bekannt, daß manche Rezeptoren bei der Erregung allosterisch verändert werden und erst dann ihre bindenden Fähigkeiten entfalten. Besonders genau wurde dies bei der Infektion humaner T4-Lymphozyten durch den AIDS-Erreger HIV (Human Immunodeficiency Virus) untersucht. Der Rezeptor CD4 ist in der Membran der T4-Zellen ständig vorhanden, bindet die Viren jedoch nur, wenn diese Zellen aktiviert, d. h. im Immunprozeß aktiv sind. Physiologisch erfolgt diese Aktivierung durch den Wirkstoff Interleukin 2, experimentell läßt sich der gleiche Effekt durch eine ganze Reihe von Reizstoffen mit Dauerwirkung erzielen. Sollten, was zu vermuten ist, manche Bakterien auf die Rezeptoren in der Membran erregter Zellen angewiesen sein, wobei diese Erregung durch die von ihnen ausgeschiedenen Toxine bewirkt werden könnte, so könnte die erregungshemmende UVB die Wirkung der Toxine kompensieren und die Infektion einschränken.

Schließlich dürfen wir auch nicht die direkte Einwirkung der UVB auf die Bakterien ausschließen. Sie hat wahrscheinlich keine direkte bakterizide Wirkung, aber die Entwicklung der Infektion ist an die rasche Proliferation der Bakterien gebunden. Zur Auslösung einer Zellteilung gehört aber eine langanhaltende hochgradige Erregung. Durch erregungshemmende Narkotika kann man eine Zellteilung verhindern, durch alkalische Medien wird eine bereits begonnene Mitose abgebrochen. Es ist also durchaus denkbar, daß die UVB die Proliferation der Bakterien verlangsamt und dadurch der Infektion entgegenwirkt. Gezielte Versuche zu dieser Frage stehen jedoch noch aus.

Virale Infektionen

In vielen Berichten über die UVB-Behandlung von Infektionskrankheiten werden auch Virusinfektionen positiv erwähnt, systematische Untersuchungen sind aber selten. Neuerdings erhielten wir aus der Sowjetunion eine mündliche Mitteilung von sehr guten Resultaten bei Virushepatitis A und B, eine Veröffentlichung steht jedoch noch aus. Dabei wäre eine Klärung der Wirkung der UVB bei Virusinfektionen von besonderer Wichtigkeit, weil wir ihnen bisher so gut wie wehrlos gegenüberstehen.

Eine therapeutische Wirkung der UVB ist durchaus zu erwarten. Es scheint die Regel zu sein, daß Viren nur entzündete oder anderweitig »aktivierte« Zellen angreifen, wie wir es für AIDS erwähnt haben. Allgemein bekannt ist der Fall des gemeinen Schnupfens. Wir alle sind ständige Träger des Schnupfenerregers Rhinovirus. Es bedarf aber einer Entzündung der Nasenschleimhaut durch thermische oder chemische Agenzien, damit das Virus in die Zellen eindringt, sich vermehrt und den Schnupfen auslöst. Die erregungshemmende UVB kann durchaus einer Infektion entgegenwirken.

Für die therapeutische Wirkung kommen zwei Mechanismen in Frage. Die Viren vermehren sich nur intrazellulär. Um in eine Zelle einzudringen, muß ein Virion sich zunächst an einen Rezeptor in der Membran der Wirtszelle anheften. Im Falle von AIDS wissen wir, daß sich der Rezeptor durch die Erregung allosterisch verändert und nur in diesem Zustand eine Affinität zum Virus entwickelt. Hindert die UVB die Zelle daran, den hierfür erforderlichen Grad der Erregung zu erreichen, könnte sie die Infektion neuer Zellen und die Entwicklung der Krankheit verzögern oder verhindern.

Die UVB kann aber auch auf einem anderen Wege auf die Entwicklung von Virusinfektionen einwirken. Im Gegensatz zu Bakteriophagen verfügt ein Virus über keinen Mechanismus zur Penetration in die Wirtszelle. Diese erfolgt mittels einer aktiven Aufnahme des Virions durch die Wirtszelle. In der Virologie spricht man hierbei von einer *Endozyto-se*, doch ist diese mit Sicherheit identisch mit dem generellen Phänomen der *Pino-zytose* mittels derer Zellen verschiedener Art kleine Materiepartikel aufnehmen, die für die Membranporen zu dick sind. Die Abb. 6 stellt die verschiedenen Phasen der Endozytose dar. Das an die Zellmembran gebundene Virion übt auf diese einen Reiz aus, der eine Veränderung der Membranstruktur bewirkt (Abb. 6.1). Insbesondere lagert sich an die Membraninnenseite eine Schicht von Proteinmolekülen aus der Gruppe der Clathrine an. Aus dieser verdickten Membran wachsen nach innen Mikrofilamente heraus, die sich mit dem freien Ende am Zytoskelett verankern (Abb. 6.2). Mirkofilamente haben aber eine ATPase-Aktivität (152), hydrolysieren das ATP und spiralisieren sich mit der Hilfe von ATP-Energie zu Mikrotubuli, wobei sie sich etwa auf ein Drittel verkürzen

Die Membran wird dadurch nach innen gezogen. Sie bildet zunächst eine Grube (coated pit) (Abb. 6.3) und schließlich ein im Zytoplasma frei eingebettetes Vesikel (Abb. 6.4). Dessen Wände sowie auch die Virushülle werden in der Folge durch das Zytoplasma der Wirtszelle verdaut und das Genom des Virions freigesetzt, wodurch die Infektion vollzogen ist (Abb. 6.5).
Genauso wie die anderen ATPasen entfaltet auch das Aktin der Mikrofilamente seine enzymatische Aktivität nur bei niedrigen pH-Werten, also im Zustand der Erregung. Das würde erklären, warum Zellen von Viren nur im Zustand einer Aktivierung (z. B. AIDS) oder einer Entzündung (z. B. Schnupfen) infiziert werden.
Manche Autoren führen das Eindringen des Virusgenoms in eine Zelle auch auf eine Verschmelzung der Zellmembran mit der Virushülle zurück. Leider wurde

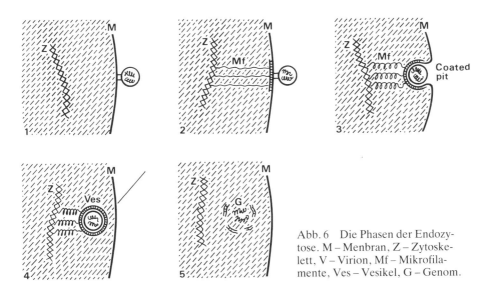

Abb. 6   Die Phasen der Endozytose. M – Menbran, Z – Zytoskelett, V – Virion, Mf – Mikrofilamente, Ves – Vesikel, G – Genom.

1. Bindung des Virions an die Membran.
2. Verdickung der Membran an der Bindungszone, von der aus Mikrofilamente herauswachsen.
3. Die sich spiralisierenden Mikrofilamente bewirken die Bildung einer Grube.
4. Bei völliger Spiralisierung der Mikrofilamente entsteht ein Vesikel.
5. Die Vesikelwände werden verdaut und das Genom freigesetzt.

dieser Mechanismus bisher nur unvollkommen beschrieben, so daß es noch nicht möglich ist, die Beziehung zwischen der Infektion und dem Erregungszustand der Wirtszelle zu analysieren. Für den Fall der Infektion durch Membranfusion müssen wir uns damit begnügen, daß ganz generell eine Infektion von Ruhezellen durch Viren unmöglich zu sein scheint. Die erregungshemmende Wirkung der UVB würde also deren therapeutische Wirkung bei Virusinfektionen sowohl bei der Endozytose als auch bei der Membranfusion erklären.

UVB und Tumorwachstum

Die Physiologie einer Tumorzelle entspricht in vielem der einer hochgradig erregten Zelle. Insbesondere ist ein malignisierter Tumor gut mit einer hochgradigen Entzündung zu vergleichen. In beiden Fällen erfolgt ein Verlust von Kalium unter verstärkter Aufnahme von Natrium, das Zytoplasma schwillt und weist einen sauren pH-Wert auf, der Stoffwechsel ist stark beschleunigt und daher mit einer starken Wärmeproduktion verbunden, Vitalfarbstoffe werden leicht aufgenommen. Der wesentliche Unterschied zwischen Tumor und Entzündung besteht darin, daß die letztere durch äußere Noxen hervorgerufen wird und nach deren Beseitigung zumeist spontan abklingt, während die onkogene Transformation einer Zelle durch eine Veränderung ihres Genoms bewirkt wird, dadurch einen irreversiblen Charakter annimmt, und sich unbegrenzt auf die Tochterzellen überträgt (152). In ihrem Zustand sind viele Tumorzellen etwa einer hochgradigen Erregung (Abb. 5.2) vergleichbar. Bei der Malignisierung gehen sie zunehmend in den paranekrotischen (Abb. 5.3) oder nekrotischen Zustand (Abb. 5.4) über, was an der leichten Anfärbbarkeit durch Vitalfarbstoffe zu erkennen ist. *Goldstein* u. Mitarb. (1964) fanden z. B. bei frisch transformierten Zellen des Neuroblastoms 0 % nekrotische Zellen, nach der Malignisierung jedoch über 90 %. Diese hohe Absterberate wirkt dem Tumorwachstum durch Zellproliferation entgegen, worauf der häufig in der Spätphase der Erkrankung beobachtete Stillstand der Tumorentwicklung oder gar ihre Reduktion zurückzuführen ist.

Eine zusätzliche Reizung des Tumors durch ionogene Strahlen verlagert viele Zellen aus dem Zustand hochgradiger Entzündung in den der Paranekrose oder Nekrose, was die rückläufige Entwicklung des Tumors noch verstärkt und die Wirkung der Strahlentherapie erklärt.

In antagonistischer Weise wirken die Zytostatika. Sie verlangsamen oder verhindern gänzlich die Proliferation der Tumorzellen. Die bereits vorhandenen gehen aber nach wie vor zum Teil in den Zustand der Paranekrose oder Nekrose über. Insgesamt entwickelt sich der Tumor rückläufig.

Unter diesen Bedingungen kann man bei der Krebstherapie von der UVB keine eindeutige Wirkung erwarten. Bei malignisierten Tumoren dürfte ihre erregungshemmende Wirkung der Nekrotisierung der Tumorzellen entgegenwirken und somit das Tumorwachstum eher fördern. Die Wirkung der Strahlentherapie dürfte daher durch eine gleichzeitige oder vorangegangene UVB-Behandlung eher beeinträchtigt werden.

Bei jungen Tumoren dürfte die UVB ähnlich wirken wie die Zytostatika. Wenn es gelänge, die wirksame Dosis dieser zumeist schwer verträglichen Zellgifte durch einen gleichzeitigen Einsatz von UVB nennenswert herabzusetzen, wäre das für den Patienten schon ein großer Gewinn. Da vielfach die gesamte Behandlung eines Tumors mit einer Strahlenapplikation beginnt, wäre darauf zu achten, daß eine UVB-Behandlung erst nach endgültiger Beendigung der Strahlentherapie beginnt.

Zur Klärung dieser Verhältnisse führten wir folgende Versuchsreihe durch, die

Tab. 1 Wachstum von Tumoren in Mäusen, die mit Ehrlich-Aszites-Tumorzellen (EAT) injiziert wurden. Jede Gruppe umfaßt 10 Tiere. Drei unabhängige Versuchsserien wurden durchgeführt.

	Zuwachs verglichen mit Kontrolle	Nekrotische Zellen
Kontrolle unbestrahlte Tumorzellen	± 0 %	2 %
EAT mit UVC aktiviert	− 61 ± 10 %	42 %
mit unbestrahltem Albumin behandelt	− 61 ± 8 %	50 %
mit bestrahltem Albumin behandelt	+ 23 ± 21	0 %

wir in Tab. 1 gekürzt wiedergeben. (Wir danken unserem Kollegen *Wischnewsky*, der in seinem Labor und mit seinen Hilfskräften diesen aufwendigen Versuch an 170 Versuchstieren durchführte.) Als Versuchsmaterial dienten weibliche IRC-Mäuse gleichen Alters. Sie erhielten intrakutan die Injektion einer in jeder Versuchsserie gleichen Zahl von Zellen des Ehrlich-Aszites-Tumors (EAT). Nach 8 Tagen wurden die Mäuse mit Ether getötet, die soliden Tumoren sorgsam herauspräpariert und deren Feuchtgewicht sofort bestimmt. Durch Vitalfärbung wurde der Anteil nekrotischer Zellen festgestellt.

Die Kontrollgruppe wurde mit normalen unbestrahlten EAT-Zellen injiziert. Das Durchschnittsgewicht der Tumoren in dieser Gruppe wurde als Standardgewicht mit einem Relativgewicht von ± 0 g in die Tabelle aufgenommen. Der Anteil nekrotischer Zellen betrug in dieser Gruppe 2 %.

Zur Simulierung der Malignisierung wurden die EAT-Zellen vor der Injektion 15 Minuten lang mit hartem UVB bestrahlt. Der sich entwickelnde Tumor wies 42 % nekrotische Zellen auf; entsprechend war das Gesamtgewicht des Tumors im Durchschnitt um 61 % niedriger als bei der Kontrolle.

Eine weitere Gruppe erhielt die gleiche Injektion bestrahlter Aszites-Zellen und dazu, am nächsten Tag, eine gewisse Menge unbestrahltes Human-Serumalbumin (HSA), die aufs Gewicht der Maus bezogen der Menge Albumin entsprach, die bei der UVB infundiert wird. Wie die Tab. 1 zeigt, bewirkt das unbestrahlte Albumin praktisch keine Veränderungen. Die Zahl nekrotischer Zellen betrug im Durchschnitt 50 %, das Wachstum des Tumors war gegenüber der Kontrolle um 61 % reduziert.

Die entscheidende letzte Gruppe schließlich erhielt die gleichen bestrahlten Tumorzellen, dann aber eine Gabe HSA, die mit der gleichen therapeutischen Dosis bestrahlt worden war, wie sie in der Humanmedizin Verwendung findet. Dieses bestrahlte Albumin reduzierte die Zahl der nekrotischen Zellen auf Null; der Fortfall der Nekrose bedingte ein stärkeres Wachstum des Tumors. Selbst gegenüber der Kontrolle betrug die Gewichtszunahme noch 23 %.

Es zeigt sich also, daß die UVB einen antagonistischen Einfluß auf die Zellnekrose bzw. auf das Gesamtwachstum des Tumors ausübt; dem ist bei Versuchen der Kombination der UVB mit klassischen Verfahren der Krebsbehandlung unbedingt Rechnung zu tragen.

Kurze Auswertung

Die vorstehend beschriebenen Versuche zur Tumorentwicklung zeitigten in drei voneinander unabhängigen Versuchsreihen vergleichbare Resultate. Diese sind also zuverlässig. Sie erlauben zwei grundlegende Schlußfolgerungen:

1. Die UVB-Therapie ist in der Lage, Erregungs- und Entzündungsprozesse und dadurch den Ablauf von Krankheiten zu beeinflussen. Da zahlreiche Krankheiten eine Dysregulation des Erregungsniveaus zu Ursache haben oder mit Erregungsprozessen gekoppelt sind, läßt sich die vielseitige Anwendbarkeit der UVB-Therapie leicht verstehen.

2. Die Versuche über das Wachstum von Tumoren zeigten, daß eine der UVB-Therapie analoge Wirkung auch durch bestrahltes Serumalbumin erreicht wird. Dabei ist die Wirkung des UV auf alle anderen Bestandteile des Blutes ausgeschaltet. Die durch das UV am Albuminmolekül hervorgerufenen Veränderungen sind also mindestens für einen Teil des therapeutischen Effekts verantwortlich. Dies schließt natürlich nicht aus, daß an anderen Bestandteilen des Blutes durch Photoradikale hervorgerufene sekundäre Veränderungen therapeutische Wirkungen haben könnten. Experimentelle Belege hierfür stehen jedoch noch aus.

3. Unsere physikochemischen Untersuchungen der UV-Wirkung auf Serumeiweiße zeigen eindeutig, daß ein Großteil des Effektes darin besteht, daß Serumalbuminmoleküle mit sehr schwachem Dipolmoment in je zwei Halbmoleküle mit starkem Dipolmoment gespalten werden. Sowohl die klassischen als auch die modernen biophysikalischen Erkenntnisse führen zur Annahme, daß derartige Dipole auf stark erregte Zellen eine erregungshemmende Wirkung ausüben müssen. Auch der Befund, daß zwei Neurotransmitter mit hemmender Funktion, das Glyzin und das GABA, Dipole darstellen, spricht zugunsten dieser Interpretation. Die von uns hier vertretene Theorie der UVB-Wirkung ist dadurch zwar nicht definitiv bewiesen, erweist sich aber als geeignete Grundlage für fernere Experimente und Diskussionen.

4. Wenn die Wirkung der UVB sich im wesentlichen auf die nicht-denaturative Spaltung von Albuminmolekülen beschränkt, werden durch sie weder körperfremde Substanzen in den Organismus eingebracht noch solche in ihm erzeugt. Dadurch werden unerwünschte Nebenwirkungen völlig ausgeschaltet, was selbst bei Dauertherapie vielfach bestätigt wurde. Außerdem besteht Grund zur Annahme, daß die UVB ausschließlich auf krankhaft verändertes Gewebe wirkt und gesunde nicht beeinflußt. Die UVB-Therapie entspricht somit in mancher Hinsicht einem *ökologisch reinen* Verfahren, das wir als Ideal der Krankheitsbekämpfung anstreben.

In unseren beiden Beiträgen über den Wirkmechanismus von UVB und HOT befassen wir uns fast ausschließlich mit den Mikro- und Makromolekülen des Blutplasmas. Hier sind die physikochemischen Bedingungen übersichtlich und führen uns zu konkreten Vorstellungen über die therapeutische Wirkung der Blutbestrahlung. Natürlich absorbieren auch die zellulären Bestandteile des Blutes UV-Quanten, was sich je nach Zellart und Strahlendosis zumeist als Erregungssteigerung und Ausbildung entzündungsähnlicher Zustände auswirkt. Die Wirkung der Direktbestrahlung ist entgegengesetzt der erregungshemmenden Wirkung, die die bestrahlten Albuminmoleküle auf die nicht bestrahlten 99 % des Blutes ausüben. Es ist also verständlich, daß unmittelbar nach der Reinfusion das Verhalten zellulärer Anteile des Blutes vielfach zunächst eine Aktivierung und später erst eine Hemmung erkennen lassen.

Eine physikochemische Analyse dieser komplexen Beziehungen ist derzeit noch nicht möglich, ihre Einwirkung auf den therapeutischen Effekt von UVB und HOT kann aber in vielen Fällen nicht geleugnet werden. In seinem Beitrag zu unserem Buch berichtet *Frick* besonders ausführlich über diesen Aspekt der Blutbestrahlung.

HOT/UVB und Grundregulation

Hartmut Heine

Organismen – energetisch offene Systeme

Organismen sind in der Lage, mit ihrer Umgebung Energie und Materie auszutauschen. Im Unterschied zu den klassischen, energetisch abgeschlossenen Newtonschen Systemen sind Organismen energetisch offen. Ein charakteristisches Merkmal dieser Systeme ist ihre Fähigkeit, bei Zufuhr geeigneter Energie sehr schnell in einen anderen Ordnungszustand übergehen zu können. Dieser kann dann wiederum autokatalytisch die Entwicklung weiterer, auch höherer Ordnungszustände auslösen. Dagegen führt in abgeschlossenen Systemen Energiezufuhr letztlich zum Zerfall geordneter Strukturen. Die Stabilität energetisch offener Systeme, wie wir sie z. B. von der DNS kennen und die sonst nur von Mineralien erreicht wird, stellt daher kein thermodynamisches Gleichgewicht dar, sondern Oszillationen um stationäre Zustände, die durch ständige Energiezu- und -abfuhr über lange Zeit im Gleichgewicht gehalten werden können. Die ablaufenden biologischen Reaktionen sind irreversibel und zwingen durch ständigen Neuaufbau allen organismischen Funktionen ein rhythmisches Verhalten auf. Dies ist offenbar eine notwendige Voraussetzung zur Entwicklung von Form und Gestalt.

Molekulare Spontanrhythmen dürfen nicht mit zufälligen Reaktionen verwechselt werden, die es lediglich in den abgeschlossenen Newtonschen Systemen gibt und thermodynamisch letztlich immer zu einem stabilen Gleichgewicht führen, das mit dem Leben nicht vereinbar ist. Spontaneität ist dagegen immer an ein autokatalytisches Zusammenwirken aller Moleküle in einem System gebunden, wodurch Erhalt oder Entwicklung neuer Organstrukturen ermöglicht werden. Biorhythmen sind gleichzeitig Ausdruck der Polarität alles Lebendigen: Zur Anregung gehört Hemmung, zum Synergismus der Antagonismus, zur Strukturbildung die Strukturbrechung usw. Diese ganzheitsmedizinische Denkweise unterscheidet sich erheblich von der erkenntnistheoretischen Basis der Schulmedizin: der Virchowschen Zellularpathologie (172). Diese ist stets bemüht, lineare, quantifizierbare Ursache-Wirkungsbeziehungen aufzusuchen. Die Schulmedizin ist mit diesem geistigen Hintergrund derzeit, vor allem angesichts rasch zunehmender chronischer Erkrankungen und Tumoren, in erhebliche Bedrängnis geraten, da kausalanalytisch immer nur das akute Ereignis bzw. der akute Anfall, das sog. Syndrom, therapierbar ist. Ein Unterschied zwischen Wirkung und Wirksamkeit ist dann kaum mehr zu treffen (53).

Der außerordentlich komplexe und vernetzte Aufbau von Organismen zwingt jedoch dazu, den Boden monokausalen Denkens zu verlassen, da, um es in der Sprache der Kybernetiker auszudrücken, sehr oft kein kausaler Zusammenhang zwischen steuernden Eingaben und den Ergebnissen an den Ausgängen des Systems besteht. »Wer aber eindimensionale Kausalketten auf vernetzte Systeme anzuwenden versucht, kann für seine Arbeiten nicht mehr den Anspruch der Wissenschaftlichkeit erheben« (168). Der dominierende Begriff der Objektivität im quantifizierenden Denken wandelt sich derzeit in Physik und Kybernetik zur Intersubjektivität oder schlicht zur Reproduzierbarkeit. In der Medizin wird dagegen weiterhin krampfhaft versucht, über randomisierte Doppelblindstudien objektive Linearität zu erzeugen.

Struktur und Funktion der Grundsubstanz

Das lebensimmanente Streben nach Erhalt verlangt ein übergeordnetes Ordnungsprinzip, das sowohl Zellindividualität wie soziale Gemeinsamkeit aller Strukturen gewährleistet, d. h. den gesamten Organismus durchzieht. Dieses Lebensprinzip ist bei Wirbeltieren und hochentwickelten Wirbellosen durch die Trias Kapillare-Grundsubstanz-Zelle gegeben (Abb. 1). Bei niederen Tieren fehlen die Kapillaren, und bei den Einzellern vertritt das umgebende Milieu die Grundsubstanz. Es darf daher auch nicht verwundern, daß das ursprünglichste Milieu der Zelle, das Meerwasser, sich in der ionalen Zusammensetzung des Gewebswassers erhalten hat. Von besonderer Bedeutung für die Wasserbindung sind die Glykosaminoglykane (vor allem Hyaluronsäure) und die Proteoglykane, die als Zucker- und Zuckereiweißbiopolymere die gesamte Grundsubstanz als Molekularsieb strukturieren (Abb. 1, 2, 3). Aufgrund ihrer Negativladung sind sie neben der Wasserbindung auch zum Ionenaustausch befähigt und damit die Garanten für Isoionie, Isoosmie und Isotonie in der Grundsubstanz (67). Dadurch entsteht ein meßbares Redoxpotential als summarischer Ausdruck der Homöostase.

Die Grundsubstanz stellt aus phylogenetischer Sicht auch den Vorläufer des Nerven- und Hormonsystems dar. Entsprechend wird sie in ihrem Auf- und Abbau von einem stammesgeschichtlich sehr ursprünglichen Zellsystem kompensatorisch geregelt: dem Fibrozyten-Makrophagen-System. Beide Zellformen stammen von der primitiven omnipotenten Mesenchymzelle ab.

Der gesamte über die Kapillaren in die Körperperipherie gebrachte metabolische Strom muß daher, um in eine Zelle gelangen zu können, immer eine mehr oder minder breite Strecke (»Transitstrecke«) durch die Grundsubstanz zurücklegen, wobei bereits eine molekulare Auswahl und enzymatische Aufbereitung der Metaboliten erfolgt. Jeder Zelle ist daher stets ein organtypischer Abschnitt Grundsubstanz vorgeschaltet. Er kann zwischen Organzellen bis auf die Interzellularsubstanz eingeengt sein (Abb. 1).

Da es sich bei der Grundsubstanz um ein energetisch offenes System handelt, ist es funktionell »dissipativ«, d. h. zugeführte geeignete Energie kann sich schlagartig über das gesamte System ausbreiten und zu neuen Ordnungszuständen führen. Ursprung präevolutorischer ganzheitlicher Reaktionsmöglichkeiten scheint daher das System Sauerstoff – Wasser – Zucker gewesen zu sein, wodurch die bei chemischen und biochemischen Umsetzungen freiwerdenden Elektronen und Protonen in Form von hochreaktiven Sauerstoff- und Hydroxylradikalen abgefangen werden konnten (102). Da von diesem System aus die Bildung von Karbonsäuren leicht möglich ist, liegt hier vielleicht auch der Anstoß zur Entwicklung der Lebensbausteine Aminosäuren, Proteine, Fettsäuren und Lipide. Die Fähigkeit zum Radikalfang, zur Wasserbindung und zum Ionenaustausch bleibt auf allen evolutiven Stufen in den Zuckerbiopolymeren der Grundsubstanz aller höheren Lebewesen erhalten.

Die Metabolisierung von Sauerstoff als Lebensgrundlage zeigt sofort auch die Janusköpfigkeit dieses evolutiven Schrittes. Auf der einen Seite ist für höhere organisierte Lebewesen die Energiegewinnung aus Sauerstoff über die Bildung von Adenosintriphosphat (ATP) entlang der mitochondrialen Atmungskette lebensnotwendig, auf der anderen Seite muß die dabei entstehende hohe Energie von Sauerstoff- und Hydroxylradikalen u. U. durch entzündliche Reaktionen der Grundsubstanz unschädlich gemacht werden. Ähnlich verhält es sich mit hochenergetischen Elektronen, die aus dem oxidativen Aufbruch von Kohlen-

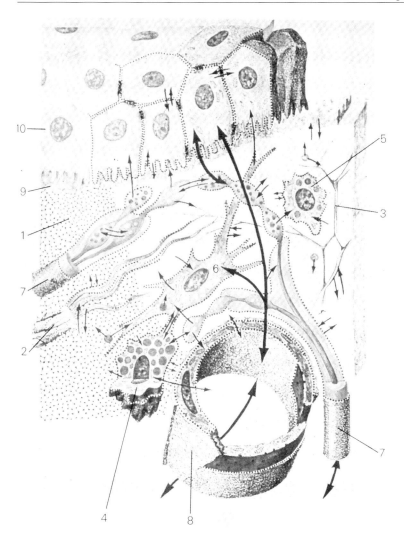

Abb. 1 Wechselseitige Beziehungen (Pfeile) zwischen Kapillare (8), Grundsubstanz (Proteoglykane und Strukturglykoproteine 1, Kollagen 2, Elastin 3), Bindegewebszellen (Mastzelle 4, Abwehrzellen 5, Fibrozyt 6), vegetativen terminalen Axonen (7) und Organparenchymzellen (10). Basalmembran. Der Fibrozyt (6) stellt das Regelzentrum der Grundsubstanz dar. Nur dieser Zelltyp ist in der Lage, in Rückkopplung zu allen zellulären und nervösen Komponenten eine situationsgerechte Grundsubstanz zu synthetisieren. Wesentliche Informationsvermittler und -filter sind dabei die Proteoglykane, Strukturglykoproteine sowie der Zellzuckeroberflächenfilm (Glykokalyx; punktierte Linie auf allen Zellen, Kollagen und Elastin. (Nach 71).

hydratverbindungen stammen, wie z. B. bei der Glukosespaltung (102). Die dabei freiwerdende Energie kann von den Wasser-Zuckerpolymeren der Grundsub- stanz abgefangen werden, wodurch eine sehr ursprüngliche Temperaturregulation und Energieverteilung im Organismus erfolgt, die wiederum entscheidend

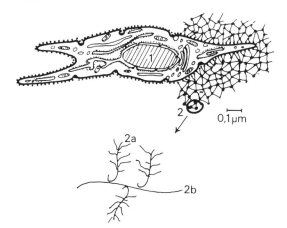

Abb. 2   Ausschnitt aus Abb. 1. Grundsubstanz synthetisierender Fibrozyt (1). Das netzförmige Proteoglykanmuster (2) ist ausschnitthaft vergrößert (Pfeil). Proteoglykane (2a) sind in der Grundsubstanz an Hyaluronsäure (2b) gebunden. (Nach 71).

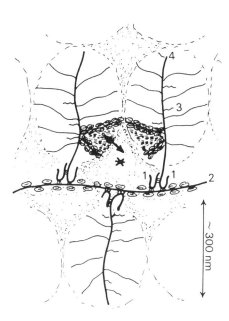

Abb. 3   Vergrößerte Wiedergabe von Abb. 2. Verknüpfungsproteine (»Link-Proteine«), (1) binden die Proteoglykanmoleküle an die Hyaluronsäure (2). Diese ist aufgrund ihrer Negativladung gestreckt. Genauso verhält es sich mit den Polysaccharidketten (3), die gestreckt vom Proteinrückgrat (4) abstehen. Die gestrichelten Linien geben die »Domäne« eines Proteoglykanmoleküls wieder. Der Doppelpfeil weist auf flüssigkristallin gebundenes Wasser und die Ionenaustauscherfähigkeit (Stern) zwischen den Polysaccharidketten. (Nach 71)

für die Aufrechterhaltung der Homöostase ist. Daneben haben sich im Verlauf der Evolution hochwirksame Antioxidanssysteme entwickelt wie die intrazelluläre Superoxiddismutase, Katalase, Glutathionperoxidase und extrazellulär u. a. die Ascorbinsäure und bestimmte Vitamine (Vitamin A und E). Das System Wasser – Zuckerpolymere erfährt in allen Organismen eine energetische Stabilisierung durch Bindung an ein Proteinrückgrat, wodurch die vielfältigen Gruppierungen der Proteoglykane, Glykoproteine und Strukturglykoproteine der Grundsubstanz, der Zelloberfläche und des Zellplasmas zustande kommen. Dabei sind die Proteoglykane der Grundsubstanz wegen ihrer hohen Wasserbindungs- und Ionenaustauscherfähigkeit besonders zur Informationsleitung und -speicherung geeignet.

Strukturbildung und Strukturbrechung in der Grundsubstanz

Während Hyaluronsäure als Glykosaminoglykan einen stark negativ geladenen, gestreckten Polyelektrolyten darstellt mit einem Molekulargewicht bis zu mehreren Millionen Dalton (Abb. 3), ist die Struktur eines Proteoglykanmoleküls einer Bürste vergleichbar, deren Stiel durch ein Proteinrückgrat gebildet wird

(Molekulargewicht ca. $3 \cdot 10^6$ D). Die nach allen Seiten abstehenden Borsten stellen Zuckerpolymere dar. Die Länge der Bürste beträgt ca. 300 nm, der Borstenabstand ca. 30 nm (66) (Abb. 2). Das zwischen den Borsten gebundene Wasser liegt offensichtlich in flüssig-kristalliner Form vor. Nach *Trincher* (1981) besteht Wasser bei Körpertemperatur zu ca. 50 % aus Flüssigkristallen, wobei die molekulare Anordnung wesentlich vom Elektrolytgehalt und der Gegenwart hydrophober Substanzen (z. B. Gase) abhängt. Um Wasser in flüssig-kristallinem Zustand halten zu können, soll es bei 37,5 °C den geringsten Energiebedarf haben (169). Allgemein kennzeichnend für kristalline Flüssigkeiten ist die Bildung parallel und zweidimensional angeordneter Molekülschwärme, die auf kleine Bezirke beschränkt und zeitlich nicht stabil sind. Sie befinden sich in ständiger Bildung und Auflösung und weisen relativ zueinander statistisch ungeordnete Lagen auf. Die Größe dieser Schwärme liegt etwa im Lichtwellenbereich. Bereits schwache äußere Kräfte genügen, um einen höheren Ordnungszustand hervorzurufen (77). Die Zuckerbiopolymeren der Grundsubstanz verdichten somit das Wasser in ihrer Umgebung zu Molekülschwärmen bestimmter Ordnungszustände, die in diesem Milieu erheblich anfälliger sind gegenüber jeder Veränderung, als sie es in reinem Wasser wären. Die Zuckerbiopolymeren der Grundsubstanz sind daher als hydrophile Substanzen in bezug auf das angelagerte Wasser »Strukturbrecher« (65). Umgekehrt können in Wasser gelöste Gase, z. B. O_2, N_2, CO_2 oder andere hydrophobe Stoffe als »Strukturmacher« in bezug auf Wasser betrachtet werden (65). Diese Autoren weisen darauf hin, daß »Strukturmacher« in ihrer Umgebung eine Lockerung und damit Dynamisierung der Wasserstruktur bedingen. Röntgenspektren kristalliner Gashydrate zeigen, daß Gasmoleküle in Hohlräume eingebettet sind, die größer sind, als es

zu ihrer Unterbringung erforderlich wäre. Dadurch haben die Gasmoleküle eine gewisse Bewegungsfreiheit. Da an den inneren Oberflächen der Hohlräume die O-O-Abstände kürzer sind, treten innere Oberflächenspannungen auf, die die Erhaltung der Hohlräume ermöglichen. *Gutmann* u. *Resch* (1988) weisen weiter darauf hin, daß die eingeschränkten Drehschwingungen der Gasmoleküle in den Hohlräumen auf bestimmte Schwingungsmuster einstimmbar sind und in rhythmischer Weise mit dem Schwingungsverhalten der umgebenden Flüssigkeit in Einklang stehen müssen. Dies ist wiederum abhängig vom Bindungsverhalten zu den »Strukturbrechern«, z. B. den Zuckerbiopolymeren der Grundsubstanz. Durch die Veränderungen, die durch die wechselseitigen Beziehungen zwischen »Strukturbrechern« und »Strukturmachern« zustande kommen, wird grundsätzlich das gesamte System Grundsubstanz – Zelle, wenn auch regional in verschiedener Weise, erfaßt. »Strukturbrecher« und »Strukturmacher« üben dabei verschiedene, sich ergänzende »Funktionen« im Sinne des Erhaltes der Homöostase aus. »Im Hinblick auf die Strukturprägung kommt den Strukturbrechern höhere hierarchische Bedeutung zu, aber in Hinblick auf die Bewahrung der Strukturinformation den Strukturmachern« (65).
Auf diese Weise entstehen, vermittelt durch die Grundsubstanz, von Zelle zu Zelle schnell leitende Informationsbrücken aus Wasser und Zuckerpolymeren, die bereits auf geringste Energieveränderungen reagieren können (Homöopathie!). Fehlinformationen in diesem System könnten u. a. durch Temperaturerhöhung (Fieber!) und damit Übergang zu mehr homogenem Wasser gelöscht werden. Die Strukturkombinationen aus Wasser und Zuckerbiopolymeren sind daher vorzüglich geeignet, jede die Grundsubstanz erreichende biologische Information weitreichend und wechselwirkend zu leiten.

Dabei ist besonders der Zellzuckeroberflächenfilm (Glykokalyx) als Vermittler von Informationen in die Zelle und aus der Zelle in die Grundsubstanz von entscheidender Bedeutung. Die Zucker der Glykokalix wurzeln in den Proteinen und Lipiden der Zellmembran. Diese zell- und organindividuellen Glykoproteine und -lipide werden auch als zellmembranständige Antigene bezeichnet und sind als Blutgruppensubstanz oder Transplantationsantigene lange bekannt. Das Gegenstück zu den Zuckern der Glykokalix stellen die zuerst im Pflanzenreich, dann aber auch bei allen mehrzelligen tierischen Organismen gefundenen Lektine dar. »Lektine sind zuckerbindende Proteine nicht immunogenen Ursprungs, die keine enzymatische Aktivität aufweisen« (171). Zellmembranständige Glykoproteine und Lektine sind aufgrund ihrer gegenseitigen Paßform wesentlich an Zellerkennung und Zellzusammenhalt beteiligt. Der dadurch gegebene gegenseitige Informationstransfer wird zusätzlich durch das ubiquitär im Plasma, in der Grundsubstanz und der Zelloberfläche auftretende Fibronektin moduliert (70). Dieses Glykoprotein dient aber nicht nur als »Zell- und Gewebskleber«, es hat darüber hinaus auch die Funktion eines »Opsonins« für Antigene und proliferationsfördernde Wirkungen auf Zellen. Nach Bindung von Fibronektin an die Antigenoberfläche wird dieses von Makrophagen und neutrophilen Granulozyten als fremd erkannt und phagozytiert. Da der Komplementfaktor Clq ein kollagenverwandtes Endstück aufweist, wird er nach Bindung an Fibronektin ebenfalls zum Opsonin. Von Bedeutung ist, daß die aktinbindende Region von Fibronektin auch DNS binden kann. Wird diese aus zerfallenden Zellen (u. a. Tumoren, Schock) in großen Mengen freigesetzt, kann sie ebenfalls durch Fibronektin opsoniert und unschädlich gemacht werden (202). Fibronektin hält Fibroblasten nicht nur im Gewebe fest, sondern fördert auch deren Proliferation (184), wodurch ein starker Stimulus zur Regulation der Grundsubstanz ausgelöst wird. Im Knochenmark hält Fibronektin als »Kleber« die Blutstammzellen im Markstroma, wodurch Wachstumsfaktoren auf die Vorläuferzellen einwirken und diese zur Proliferation und Differenzierung anregen können. Fibronektin und Erythropoietin ergänzen sich in der Steuerung der Hämatopoese derart, daß jeder sein Wirkungsmaximum in einer anderen Zellentwicklungsphase entfaltet (184).

Veränderungen der Grundsubstanz als Basis chronischer Erkrankungen

Ein mit dem Alter zunehmender Verlust dieser dynamischen Verhältnisse ist auf eine Zunahme der hydrophoben Strukturmacher zurückzuführen. Altersbedingt wird die Grundsubstanz zunehmend zu einer Deponie von exogenem und endogenem Stoffwechselmüll. Fremdproteine, nicht abgebaute und aufgrund altersbedingter Immunschwächen nicht abbaubare Reste von Schadstoffen jedweder Genese werden auf Basalmembranen und im Netz der Zuckerbipolymeren der Grundsubstanz niedergeschlagen und können zu einem breiten Spektrum an Autoimmunerkrankungen, nicht-infektiösen chronischen Gelenk-, Gewebe- und Gefäßentzündungen führen. Außerdem werden die Transitstreken zwischen Kapillaren und Zellen zunehmend unphysiologisch verändert und verlegt. Dadurch treten atypische Zellreaktionen auf (z. B. Insulin-Rezeptorverlust der Fettzellen bei Altersdiabetes), die möglicherweise auch Tumorentstehung und -wachstum begünstigen (73). Dieses Mißverhältnis von Strukturbrechern und pathologischen Strukturmachern zugunsten der letzteren scheint ein besonderes Problem moderner Zivilisation zu sein. Dabei tritt ein weiteres, bisher nur wenig beachtetes Phänomen auf, das die verschlackende Grundsubstanz weiter in einen Prozeß pathologischer Strukturbildung treibt, die nichtenzymatische Glykosilierung (21). Bei Diabetikern, deren Charakteristikum vorzeitige Alterserscheinungen mit einem breiten Spektrum von Mißempfindungen darstellt, konnte ein mit der Höhe des Blutzuckerspiegels ansteigendes Hämoglobin A beobachtet werden (21). Die chemische Analyse ergab eine hohe nichtenzymatische Bindung von Glukose an Protein. Die Reaktion wird durch Bindung von Aldehydgruppen (CHO) eines Glukosemoleküls an eine NH_2-Gruppe eines Proteins gestartet, wobei über Bildung einer Schiffschen Base durch Umlagerung eine stabile, aber immer noch reversible Bindungsform, ein sog. Amadori-Produkt entsteht.

Wenn ein derart glykosiliertes Protein monate- oder jahrelang im Körper verweilt, verlieren einige seiner Amadori-Produkte Wasser und bilden neue Strukturen, die sich dann unter Beteiligung wieder von Glukose mit den verschiedensten Arten von Molekülen (Zellmembranen, Kollagen, Elastin, Proteoglykanen, Myelin der Nervenscheiden) zu irreversiblen Endprodukten quervernetzen können. Gleichzeitig verlieren die Abwehrzellen altersbedingt zunehmend Rezeptoren für diese Endprodukte nichtenzymatischer Glykosilierung (EnG). Besondere Bedeutung hat dabei das langlebige Kollagen, das dem Quervernetzungsprozeß der Amadori-Produkte besonders förderlich ist. EnG können viele normalerweise kurzlebige Plasmaproteine, u. a. Lipoproteine, auf Kollagen der Arterienwand und auf Basalmembranen niederschlagen. *Cerami* u. Mitarb. (1987) vermuten darüber hinaus, daß auch die DNS nichtenzymatisch glykosiliert werden kann. Diese EnG könnten daher auch u. a. an dem bekannten altersbezogenen Anstieg chromosomaler Veränderungen mitwirken und damit auch an der Abnahme von Reparationsvorgängen, der Reduplikation und Transkription der DNS.

Die physiologische Leukozytolyse

Die Regulation der Grundsubstanz ist die Basis der Homöostase. Diese hängt wesentlich von der Fähigkeit der neutrophilen Granulozyten ab, auf alle Veränderungen mit physiologischer Lyse reagieren zu können (71, 73, 124). Die bei diesem Vorgang freigesetzte enorme Vielfalt an Zytokinen, Lymphokinen, koloniestimulierenden Faktoren, Wachstumsfaktoren, Prostaglandinen, Leukotrienen, bakteriziden und viruziden Radikalionen ist hervorragend geeignet, das hochvernetzte Regelsystem Grundsubstanz an vielen Stellen auf vielfältige Weise anzustoßen (Abb. 4). Da dabei sowohl über die Endstrombahn die endokrinen Drüsen und über die Endigung vegetativer Nervenfasern in der Grundsubstanz das zentrale Nervensystem einbezogen ist, kommt es zu übergeordneter Regelbeteiligung. Da das System der endokrinen Drüsen mit vegetativen und somatischen Afferenzen im Zwischenhirn (speziell Hypothalamus) verschaltet ist, ist die Grundregulation direkt an das limbische System gekoppelt. Psychoneuroimmunologische Vorgänge sind daher unmittelbarer Ausdruck der Grundregulation. Die Fähigkeit zur physiologischen Leukozytolyse ist so Ausdruck normaler wie gestörter Individualität und daher prinzipiell nicht mit vom jeweiligen Zustand des Individuums abgetrennten statischen Verfahren – dies gilt besonders für den randomisierten Doppelblindversuch – zu erfassen.

»Drehscheibe aller Naturheilverfahren und regulationsmedizinischer Maßnahmen ist daher die Fähigkeit der Leukozyten zur physiologischen Lyse« (73). Dabei stehen die neutrophilen Granulozyten im Mittelpunkt des Geschehens, da diese unspezifisch bereits geringe

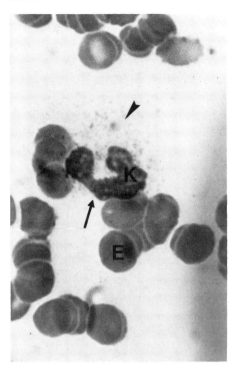

Abb. 4   Physiologische Leukozytolyse. Blutausstrich (gesunder Proband). Der Pfeil weist auf einen lytischen neutrophilen Granulozyten. Die Zellmembran ist aufgelöst, der granuläre Inhalt ist freigesetzt (Pfeilkopf), E Erythrozyten, K Zellkern. Giemsa-Färbung, × 1000.

Schwankungen der Homöostase, d. h. Grundregulation, durch physiologische Lyse auszugleichen suchen (71). *Pischinger* (1957) hat dieses Phänomen der Vergessenheit entrissen, als er eine Erklärung dafür suchte, warum innerhalb von 24 Stunden mehr Lymphozyten aus den Bildungsstätten dem Blut zugeführt werden, als insgesamt im Blut vorhanden sind. Beim Menschen ist es etwa die sechsfache Menge, ohne daß sich dabei die Zahlen des Differentialblutbildes wesentlich änderten. *Pischinger* (1957) sah die Ursache darin, »daß man ein wichtiges Moment bis heute weitgehend außer acht läßt, nämlich den Verbrauch der Leukozyten im Blut«. Nach *Pischin-*

ger lösen sich pro Sekunde 1,2 Millionen Leukozyten auf, 1–2 Milliarden sind zu jedem Zeitpunkt in Auflösung begriffen. Das entspricht etwa einem halben Gramm (!) Leukozyten(feucht-)gewicht, das im Augenblick der Zählung zerfällt und dessen Stoffe wirksam werden. Wesentlich ist, daß die physiologische Lyse der Leukozyten sowohl durch physikochemische Faktoren (pH, rH, Ober- und Grenzflächenaktivität, UV-Bestrahlung [HOT] u. a. m.) als auch dosisabhängig von Pharmaka beeinflußbar ist (125).

Zum Wirkmechanismus der HOT/UVB

Pischinger (1983) hat bereits darauf hingewiesen, daß bei der HOT (nach *Wehrli*) nach Reinfusion des Eigenblutes sowohl bei chronisch kranken Patienten als auch gesunden Probanden ein Leukozytenanstieg zu beobachten wäre. Im UV-bestrahlten Blut trete dagegen eine deutliche Leukozytolyse auf. Dies wurde in eigenen Untersuchungen an 17 Patienten überprüft (12 Frauen, 5 Männer; Durchschnittsalter 63 Jahre). 11 Patienten mit chronischen Erkrankungen (4 Patienten mit Herzrhythmusstörungen, Diabetes mellitus und Adipositas, 4 Polyarthritiker, 2 Patienten mit arterieller peripherer Verschlußkrankheit [Stadium II nach Fontaine], 1 Patient mit chronischer Cholangitis) und 6 Patienten mit operiertem metastasierendem Mammakarzinom (sog. »austherapierte« Fälle). Es wurde jeweils das Differentialblutbild vor Behandlung (Kontrolle) von der entzogenen Blutmenge und 1, 12 und 24 Stunden nach Reinfusion bestimmt. Signifikante verwertbare Ergebnisse zeigten sich in der Zahl der neutrophilen Granulozyten sowie in deren Lysefähigkeit. Dabei traten keine nennenswerten Unterschiede zwischen den einzelnen Krankheitsbildern auf. Vor der Behandlung lag die Zahl der

Neutrophilen bei durchschnittlich 28 %. Das HOT-behandelte Eigenblut zeigte vor der Reinfusion eine deutliche Abnahme, d. h. Lyse der Neutrophilen auf durchschnittlich 8 %. Eine Stunde nach Reinfusion war der Kontrollwert der Neutrophilen in keinem Fall wieder erreicht worden, er lag durchschnittlich 7 % darunter. Nach 12 Stunden wurde der Kontrollwert wieder erreicht und nach 24 Stunden um durchschnittlich 85 % (!) überschritten. Diese Neutrophilen weisen im Polysaccharid-Lektin Test nach *Heine* (1988) eine höhere Lysebereitschaft auf als die im Kontrollblut.

Die Befunde bestätigen die Angaben von 125. Sie lassen sich zwanglos dadurch erklären, daß die unter UV-Bestrahlung in Lyse übergehenden Neutrophilen ihr gesamtes Spektrum an biologisch aktiven Substanzen freisetzen, wobei u. a. der koloniestimulierende Faktor für Granulozyten das Knochenmark entsprechend anregt. Die erhöhte Lysefähigkeit der nach 24 Stunden in der Blutbahn vermehrt auftretenden Neutrophilen könnte auf den bei der UV-Bestrahlung entstehenden Sauerstoffradikalen sowie auf den durch die Spaltung von Wasserstoffbrücken entstehenden Halbmolekülen aus Serumproteinen beruhen (24). Wie diese Autoren zeigten, trifft dies besonders für Albumin zu, das durch diese Bestrahlung ein erhöhtes Dipolmoment erhält. Das in 50 ml Eigenblut enthaltene hohe Spektrum an Wirkstoffen reicht somit aus, die Grundsubstanz unspezifisch und völlig unabhängig von der Art der Erkrankung zu stimulieren. Dies bedingt u. a. eine bessere Durchströmung der Mikrozirkulation und Verbesserung der Fluidität des Blutes (Übersichten bei 4, 43, 56, 98, 157, 165, 195).

HOT/UVB und Grundsubstanz

Die Beiträge dieses Buches und die oben mitgeteilten Befunde zeigen, daß es sich bei der HOT/UVB um eine typische Regulationstherapie handelt, die die gesamte Grundsubstanz beeinflußt. Bei chronischen Krankheiten und malignen Tumoren ist die Regulation im Bereich des Sollwertes (Führungsgröße) gestört. Dieser umfaßt die genetische Disposition und umweltbedingte Exposition sowie die Biographie eines Individuums. In einem Regelkreis wird der Sollwert entlang einer Regelstrecke verglichen, um bei Differenzen über den Regler eine entsprechende Korrektur zu veranlassen.

Da durch die biographische Entwicklung und der damit verbundenen komplizierten Vernetzung von Disposition und Exposition der zu ermittelnde »Sollwert« eines Patienten praktisch nicht erfaßbar ist, muß direkt der Regler, d. h. die Grundsubstanz angegangen werden. Dies ist die Domäne der Regulationstherapien. Regulation heißt, in energetisch offenen Systemen Ordnung in einem instabilen Gleichgewicht zu halten, was eine ständige Abgleichung auf individuelle Verhältnisse erfordert. Da der Regler andererseits vom Sollwert abhängt, dieser aber nicht kausal angehbar ist, muß der Regler ständig überwacht und ihm gegebenenfalls immer wieder eine therapeutische Führungshilfe aufgeschaltet werden.

Klinische Forschung

Hämostaseologische, hämatologische und immunologische Veränderungen durch UV-Bestrahlung des Blutes

Gerhard Frick

Im Verlaufe einer Behandlung mit der UVB kommt es zu charakteristischen Veränderungen hämostaseologischer, hämatologischer und immunologischer Parameter des Blutes. Sie weisen einerseits auf wesentliche pathophysiologische Regulationen hin und lassen sich andererseits als Kriterien des wechselnden Gesundheitszustandes, d. h. als Therapiekriterien verwenden.

Hydrämie

Infolge der in den beiden nächsten Kapiteln beschriebenen Veränderungen der Proteinstruktur und -ladung kommt es zu einer leichten Hydrämie. Wenn man – besonders im Zeitraum der ersten Bestrahlungen – häufiger Hämogramme anfertigt, erfaßt man eine diskrete Absenkung der Hämoglobinwerte, Erythrozytenzahlen oder noch deutlicher des Hämatokrits (50) (Tab. 1).

Tab. 1 Hämatokrit bei 21 Patienten mit arterieller Verschlußkrankheit (AVK).

Zeit	x̄	s	%	t_p	p
0	44,0 ± 2,1				
6 w	42,6 ± 1,3	3,3	2,72	< 0,05
12 w	43,1 ± 1,7	2.0		
6 m	44,2 ± 2,0				

Zeichenerklärung: x̄ = Mittelwerte, s = Standardabweichung, % = Rückgang in Prozent, t_p = errechneter t-Wert des Paarvergleiches, p = Irrtumswahrscheinlichkeit, w = Wochen UVB, m = Monate UVB.

Der Rückgang der Erythrozytenzahlen ist nach der 1. oder 2. UVB noch deutlicher als der Abfall des Hämatokrits, da infolge der Zunahme der Zellpermeabilität eine diskrete Zunahme des Zellvolumens zu verzeichnen ist (43). Die Zunahme des Zellvolumens als schnelle UV-Wirkung ist auch an Lymphozyten und Granulozyten zu beobachten. Bei der 6. UVB ist die Zahl der Erythrozyten in den meisten Untersuchungen bereits wieder angestiegen bzw. der Ausgangswert überschritten. Diesen antianämischen Effekt beobachtete bereits *Fervers* 1933. Er dürfte bei Anämien allerdings auf die Utilisation des Eisens für die Hämsynthese, Stimulation der Mikrozirkulation im Knochenmark und Erythropoetinaktivierung durch UV zurückzuführen sein.

Die leichte Hämodilution nach UVB ist förderlich für die Mikrozirkulation und wirkt der Erythrostase in den Endkapillaren schlecht perfundierter Gewebe entgegen. Sie geht klinisch einher mit dem Rückgang bestehender Zyanosen und hypoxischer Schmerzen.

Wenn Kritikern der UVB dieser Effekt mit Hinweis auf die Standardabweichung zu gering erscheint, so muß dem entgegengehalten werden, daß die Standardabweichung interindividuell entsteht, der Paarvergleich aber eine intraindividuelle Statistik darstellt. Hämatologisch gesehen hat der Hämatokrit intraindividuell eine relativ geringe Standardabweichung und deshalb eine Änderung von wenigen

Prozenten eine große Bedeutung für die Blutviskosität und damit für den Energiehaushalt eines perfundierten Gewebes.

Veränderungen der basophilen Granulozyten

Basophile Granulozyten und Mastzellen sezernieren saure Mukopolysaccharide (Glykosaminoglykane) vom Heparintyp. Man faßt sie deswegen auch als Heparinozyten zusammen. Von den Heparinozyten sind die basophilen Granulozyten hämatologisch besser erfaßbar und deswegen besser untersucht (40, 42). Bei Patienten des Formenkreises arteriosklerotischer Erkrankungen sind die basophilen Granulozyten vermindert. Bei Gesunden steigt ihre Anzahl mit dem Lebensalter im Rahmen der normalen Kompensationsvorgänge gegen die Physiosklerose und anderer zellulärer Fehlleistungen an. In Phasen erhöhter Östrogenwirkung, sei es im Menstruationszyklus oder unter Einnahme von Kontrazeptiva, nehmen sie ebenfalls zu. Im Anfangsstadium einer Arteriosklerose und beim gut kompensierten Diabetes mellitus kann die Absolutzahl der basophilen Granulozyten gleichfalls erhöht sein. Auch während der UVB-Serie ist eine Zunahme der basophilen Leukozyten zu beobachten (43, 50) (Tab. 2). Der Grad des Wohlbefindens unter der UVB korreliert auffallend mit dem Absolutwert der basophilen Granulozyten (41).

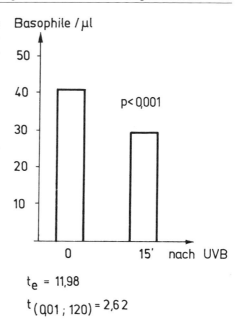

Basophile /μl

p< 0,001

0   15'   nach UVB

$t_e = 11{,}98$

$t_{(0{,}01\,;\,120)} = 2{,}62$

Abb. 1 Verminderung der Absolutwerte der basophilen Granulozyten 15 Minuten nach der UVB bei 120 Bestrahlungen. Die Verminderung geht gleichzeitig einher mit einer Degranulation und Verlust der Metachromasie.

Tab. 2 Verhalten der Absolutwerte der basophilen Granulozyten unter der UVB bei 28 Patienten mit Arthrosen.

Zeit	$\bar{x}$	s	%	t_p	p	
0	25,1	± 14,7				
6 w	44,2	± 22,8	76,1	4,601	< 0,01	·

Zeichenerklärung: $\bar{x}$ = Mittelwerte, s = Standardabweichung, % = Rückgang in Prozent, t_p = errechneter t-Wert des Paarvergleiches, p = Irrtumswahrscheinlichkeit, w = Wochen UVB, m = Monate UVB, a = Jahre UVB-Dispensaire.

Zu einer der Initialreaktionen unter der UVB gehört die Degranulation basophiler Leukozyten (41), wobei sich auch ihre Anzahl signifikant verringert (Abb. 1). Bei der Degranulation werden Heparin, Histamin, Kationen, plättchenaktivierender Faktor (PAF), Leukotriene, »Slow reacting substance of anaphylaxis« (SRS-A) und Superoxidanionen freigesetzt (147). Es handelt sich um ein Gemisch protektiver und potentiell anaphylaktischer Faktoren, das die Frage einer möglichen Schädlichkeit einer derartigen Freisetzungsreaktion aufkommen läßt. Sehen wir doch ähnliche Freisetzungen bei allergischen und anaphylaktischen Reaktionen, also gefährlichen Krankheitssituationen. Tatsächlich bemerken wir bei manchen Patienten in Abhängigkeit von der bestrahlten Blutmenge bzw. der Intensität der einwirkenden UV-Strahlung Flush-und Hitzewallungsreaktionen, z. T. auch Metallgeschmack auf der Zunge wie bei Injektionen von Histamin oder Kalziumthiosulfat. Diese Reaktionen bleiben jedoch ohne irgendwelche bedrohlichen Atemnotsituationen oder Schleimhautschwellungen, wie sie bei der Aktivierung der Komplementkaskade durch Immunkomplexe und Allergene oder Mangel bzw. Überbeanspruchung des C1-Inhibitors (Quincke-Ödem) und Freisetzung der SRS-A durch Allergene eintreten. Bei den genannten Ereignissen ist das körpereigene Heparin mitbeansprucht. Es fällt als dämpfende Komponente aus, wodurch die Anaphylaxie oder Allergie ablaufen kann. Bei der Freisetzungsreaktion durch UV kann das Histamin über divalente Kationen wie Zink und Kalzium zu Histamin-Heparin-Komplexen gebunden und pinozytiert werden. Lediglich bei der Bestrahlung von mehr als 300 ml Blut sowie bei der sowjetischen Variante des UVB-Gerätes »Isolde« mit einer längeren Quarzküvette und Bestrahlungszeiten von 10 Minuten sieht man mit hoher Regelmäßigkeit Flushreaktionen und gelegentlich Übelkeit und Tachykardien.

Bei Erkrankungen des allergischen Formenkreises hat sich eine derartige unspezifische prophylaktische Degranulierung der Heparinozyten als heilungsfördernd erwiesen. Das könnte mit einem Trainingseffekt für das Heparinozytensystem bezüglich einer Mehrproduktion saurer Mukopolysaccharide mit Schutzfunktionen erklärt werden. Andererseits erscheint eine prinzipiell bekannte Stimulation von T-Suppressorzellen (s. S. 72) durch intermittierende Histaminfreisetzungen in vivo möglich.

Thrombozytenfunktionshemmung

Die meisten Erkrankungen, die sich als lohnendes Indikationsgebiet der UVB erweisen, sind mit einer Hyperreaktivität der Thrombozytenfunktion verbunden. Sie äußert sich in einer gesteigerten Adhärenz und Hyperaggregabilität, deren Kombination sowie einer verstärkten Freisetzung von Serotonin, β-Thromboglobulin, Thrombozytenfaktor 3 und 4 sowie anderer Thrombozyteninhaltsstoffe (47). Die Erfassung dieser Thrombozytenüberfunktion ist von besonderer Bedeutung für alle Herz-Kreislauferkrankungen wie arterielle Verschlußkrankheit, ischämische Herzkrankheit, Hypertonie, chronische venöse Durchblutungsstörungen, zerebrovaskuläre Insuffizienz, Morbus Winiwarter-Buerger, Morbus Raynaud sowie den Diabetes mellitus, aber auch Migräne und andere Kopfschmerzsyndrome, den Hörsturz sowie thrombophile Situationen bei Traumen und entzündlichen Erkrankungen. Bei jeglichen Therapieformen dieser Krankheitsbilder eignen sich Thrombozytenzahl und -funktion als Therapiekriterien.

Wir konnten bereits 1982 eine Hemmung der Thrombozytenfunktion als unmittelbare Folge der UVB beschreiben (45). Für uns wurde die Normalisierung einer überschießenden Thrombozytenfunktion zu einer der Hauptindikationen der UVB, zumal sich dieser Hemmeffekt einerseits als schonender und nebenwirkungsfreier, andererseits als länger anhaltender als der durch Azetylsalizylsäure erreichbare erwies (47).

Seit 1973 ist die thrombozytenaggregierende Wirkung von UV-Strahlung aus dem Arbeitskreis um *Doery* bekannt. Auch hier erwies sich UV auf den ersten Blick als potentiell schädlich. Wir sehen 5 Minuten nach UVB eine Verminderung der Thrombozytenwerte um 12 % (Mittelwert) und eine Hemmung der kombinierten Adhäsion und Aggrega-

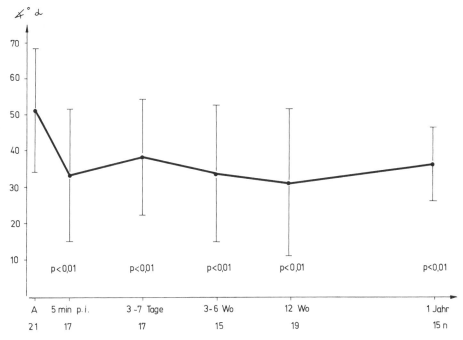

Abb. 2   Verminderung bzw. Normalisierung der Thrombozytenfunktion 5 Minuten nach der ersten Bestrahlung bis zu einem Jahr UVB-Dispensaire bei 15–21 Patienten mit unterschiedlichen Indikationen. Dargestellt ist der Druckanstiegswinkel α der Siebdruckmethode nach *Frick* (1984) in Winkelgraden, deren Standardabweichungen sowie die Irrtumswahrscheinlichkeiten für den t-Test im Paarvergleich zum Ausgangswert.

tion im Mittel auf 62 % des Ausgangswertes, bei 10 % der Fälle sogar auf Werte gegen Null (45) (Abb. 2).

Diese Reaktion spricht für eine unmittelbare Aktivierung und partielle Verausgabung des zirkulierenden thrombozytären Pools. Bei der Thrombozytenaktivierung wird Thromboxan gebildet, das weitere Thrombozyten in die Reaktion mit einbezieht. Die aus den aktivierten Thrombozyten freigesetzten Phospholipoide könnten eine intravasale Gerinnung hervorrufen. Die oben beschriebene gleichzeitige Freisetzung von körpereigenem Heparin wirkt dem jedoch entgegen, indem es Antithrombin III aktiviert, welches erste Thrombinspuren bindet. Im Verlaufe des UVB-Dispensaires läßt sich der Wechsel der Korrelation zwischen Thrombozytenwerten und

Antithrombin-III-Spiegel verfolgen (47). Sollte bei der Freisetzungsreaktion durch die unmittelbare UV-Einwirkung die verfügbare Heparinmenge nicht ausreichen, sorgt die Aktivierung der Fibrinolyse (s. S. 7) für die Bildung fibrinolytischer Spaltprodukte. Diese wirken hemmend auf eine Thrombusbildung, indem sie die Fibrinpolymerisation hemmen. Man nennt diese Wirkung der fibrinolytischen Spaltprodukte auch die Antithrombin-VI-Wirkung. So schließt sich der Kreis, der verhindert, daß es unter der initialen Thrombozytenaktivierung durch UV nicht zu einer intravasalen Gerinnung (DIC-Syndrom) oder einer Thrombose kommt.

Diese ausgewogene Hemmung der Thrombozytenfunktion durch Erschöpfung führt aber nicht wie Traumen, Operationen oder Entzündungen zu einer überschießenden Nachbildung von Thrombozyten und ihrer Überfunktion, sondern geht – vermutlich über den mehrfachen Reiz der seriellen UVB – in eine langzeitige Normalisierung oder leichte Hemmung der Thrombozytenfunktion über, wie ebenfalls in Abb. 2 ersichtlich. Diese wurde auch in anderen Studien bestätigt (112). Sie setzt sich über mehrere Jahre Nachbeobachtung fort (49) (Tab. 3 u. 4). Mit dem Nachweis der reinen Aggregationsbestimmung im Born-Test sind die Befunde weniger eindrucksvoll als mit der Siebdruckmethode.

Es ist sehr wahrscheinlich, daß die initiale Thromboxanbildung durch den Aggregationsstimulus UV zu einer Gegenregulation des Endothels führt, die zur verstärkten Produktion von Prostazyklin (PGI$_2$) anregt. Viele Resultate der UVB-Therapie erinnern an die der kostspieligeren Therapie mit intravenösen Tropfinfusionen von Prostazyklin (167). Es muß noch einmal ausdrücklich darauf

aufmerksam gemacht werden, daß unsere Befunde mit der modifizierten Siebdruckmethode erhoben wurden (44, 46, 47), die besser die Kombination von Adhäsion und Aggregation bei der Schließung von Poren erfaßt im Gegensatz zum Born-Test, der üblicherweise in den Gerinnungslaboratorien durchgeführt wird und lediglich die Aggregation als Trübungsmessung bestimmt. Mit dem Born-Test ist der Bereich der Hyperaktivität schlecht erfaßbar. Da die Thrombozytenzählung mit einer hohen methodischen Fehlerbreite behaftet ist, geben Einzelzählungen nur grobe orientierende Hinweise. Sie verändern sich über die Serie der UVB hinweg häufig nicht sehr eindrucksvoll. In Gruppenstatistiken läßt sich jedoch bei Erkrankungen des arteriosklerotischen Formenkreises die Zunahme der Thrombozytenwerte belegen. Sie weist auf die Unterbrechung der latenten Verbrauchsreaktion infolge Hyperaktivität im Verlauf des UVB-Dispensaires hin (50).

Fibrinolyseaktivierung

Bei arteriosklerosebedingten Krankheiten besteht eine Insuffizienz des fibrinolytischen Systems (149). Wir konnten bereits 1975 nachweisen, daß Patienten mit normalen oder verminderten Werten fibrinolytischer Spaltprodukte im Blut durch die UVB zu einer Fibrinolyseaktivierung angeregt werden (Abb. 3), Patienten mit arteriellen Verschlüssen und bereits aktivierter Fibrinolyse sich aber durch die UVB unmittelbar nicht weiter stimulieren lassen (51). Bereits 15 Minuten nach der Reinjektion UV-bestrahlten Blutes ist diese Stimulierung nachweisbar. Der Spiegel fibrinolytischer Spaltprodukte, der im Referenzkollektiv 5 µg/ml selten übersteigt, verdreifacht sich in kurzer Zeit. Dieser Anstieg ist nicht so eindrucksvoll wie nach Injektion von Streptokinase oder Urokinase, aber er ist signifikant. Das Wesentliche ist,

Tab. 3 Hemmung der Thrombozytenfunktion (Anstiegswinkel α der Siebdruckmethode nach 44) bei 41 Patienten unter der UVB im Verlaufe von 3 Jahren.

Zeit	x̄		s	% Hemmung	t_p	p
0	51,0	±	13,9			
6 w	47,7	±	15,7	6,5		
12 w	44,8	±	18,5	12,2		
6 m	36,1	±	19,9	29,2	3,35	<0,01
1 a	30,2	±	16,2	40,8	7,23	<0,01
2 a	27,5	±	12,0	46,1	8,83	<0,01
3 a	26,0	±	9,0	49,1	9,04	<0,01

Tab. 4 Hemmung der Thrombozytenfunktion bei 84 Patienten unter der UVB. Verminderung des Druckanstiegswinkels α der Siebdruckmethode nach 44 (in Winkelgraden).

Zeit	x̄		s	% Hemmung	t_p	p
0	47,6	±	15,1			
1 a	34,4	±	17,8	27,7	7,405	<0,01

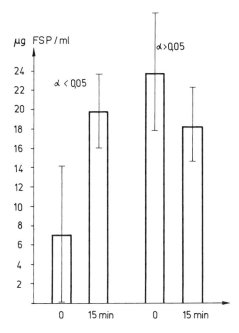

UVB aus multiplen   UVB wegen arteri-
Anlässen (n=45)   ellen DBS (n=39)

Abb. 3 Verhalten der fibrinolytischen Spaltprodukte, bestimmt nach der Laurell-Technik, 15 Minuten nach UVB in zwei verschiedenen Patientengruppen: a) bei Patienten ohne ausgangs gesteigerte Fibrinolyse und b) bei Patienten mit arterieller Verschlußkrankheit. Mittelwerte, Standardabweichungen und Irrtumswahrscheinlichkeiten α im Paarvergleich zum Ausgangswert.

daß er im Gegensatz zu diesen exogenen Fibrinolysestimulierungen etwa eine Woche anhält. So wirkt die UVB wie eine sehr niedrig dosierte Lysetherapie.

Klinisch wird bei den Patienten innerhalb der UVB-Serie nicht selten registriert, daß es zu einer Änderung der Verschlußsymptomatik kommt, indem sich eine thrombotische Auflagerung im Bereich einer atheromatösen Plaque ablöst, um mit dem Blutstrom weiter peripher zu wandern. Der Beschwerdekomplex wird dabei enger begrenzt. Wenn ein arterieller Seiten- oder Endstrom-

bahnast total verschlossen wird, kann es umschrieben zu sehr starken Schmerzen kommen. Eine Embolektomie kann indiziert werden. Eine derartige Anamnese weist aber auch darauf hin, daß der Embolus noch lysierbar ist, so daß eine engmaschigere Fortführung der UVB, z. B. auf täglich oder jeden 2. Tag, zu einer Lyse des Thrombus und zur Beseitigung der Beschwerden führen kann. Nicht selten stellt es sich so dar, daß bei Beginn der Behandlung eines Stadiums IVa nach Fontaine noch das ganze Bein gefährdet zu sein schien, sich die Symptomatik jedoch allmählich im Laufe von 10–20 Einzel-UVB auf den Vorfuß bzw. mehrere oder eine Zehe »zurückzieht«. Dadurch wird nur noch eine Teilamputation notwendig, oder es mumifiziert sich nur eine Zehe. Aufgrund der längere Zeit verbesserten fibrinolytischen Situation muß der Chirurg nicht um eine Reobliteration oder um die Notwendigkeit einer Nachamputation besorgt sein und kann sparsam amputieren. Die Extremität aber bleibt erhalten (28, 50, 193, 197, 198).

Die fibrinolytische Aktivität läßt sich neben der Bildung fibrinolytischer Spaltprodukte auch mit der Euglobulinlysezeit bestimmen. Mit zunehmendem Alter und insbesondere bei der AVK kommt es zu einer Verlangsamung der Auflösung eines Euglobulingerinnsels, d. h. zu einer Verlängerung der Lysezeit. Die Referenzwerte liegen zwischen 120 und 360 Minuten. Werte von Patienten, bei denen uns eine UVB indiziert erscheint – und das sind Durchblutungsstörungen im weitesten Sinne –, liegen im Mittel bei 540–820 Minuten, nicht selten sogar bei 18 Stunden (s. Ausgangswerte in Abb. 4).

Durch einen Stautest (Aufblasen der Blutdruckmanschette auf den Mittelwert zwischen dem systolischen und diastolischen Blutdruck) läßt sich nach 5 Minuten bereits eine Freisetzung des Gewebeaktivators der Fibrinolyse (tissue plasminogen activator = t-PA) aus den

Gefäßendothelien erreichen. Dadurch wird eine Verkürzung der Euglobulinlysezeiten auf im Mittel 420–480 Minuten bewirkt. Bei Gesunden wäre hier eine Verkürzung auf weniger als 120 Minuten zu erwarten. Der Venenstautest läßt somit die Aktivierbarkeit der Fibrinolyse durch Stauung erkennen. Fehlt diese Aktivierbarkeit, besteht ein weiterer Risikofaktor für Gefäßerkrankungen.

Durch die UVB läßt sich eine signifikante Verkürzung der Euglobulinlysezeiten erreichen, die auch nach Beendigung der UVB-Serie anhält und nach einem Jahr noch nachweisbar ist (50).

Der Venenstautest zeigt eine deutliche, aber nicht signifikante Verkürzung der Lysezeiten nach Stauung. Das spricht dafür, daß die Freisetzung von t-PA durch die UVB nicht so wesentlich stimuliert wird, um damit die gesamte Fibrinolysesteigerung erklären zu können (Abb. 4).

Die bessere Auflösbarkeit der Gerinnsel könnte sowohl durch einen – aus den in Kapitel 2 gesagten Abläufen – erklärbaren höheren Heparingehalt als auch durch eine verringerte Retraktion der Gerinnsel infolge gehemmter Thrombozytenfunktion erklärt werden. Sie kann auch durch eine geänderte Fibrinstruktur bedingt sein, wie sie *Benthaus* bereits 1962 aus UV-Experimenten postulierte.

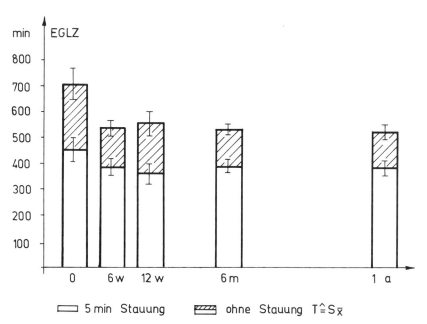

Abb. 4   Verhalten der Fibrinolyseaktivität, bestimmt mit der Euglobulinlysezeit jeweils ohne oder nach 5 Minuten Stauung der Entnahmevene auf den Mittelwert zwischen systolischem und diastolischem Blutdruck, im Verlaufe des UVB-Dispensaires bis zu einem Jahr. Die Gesamtsäule stellt jeweils den Mittelwert der Lyseaktivität von 28 Patienten mit verschiedenen Indikationen zur UVB dar, der unschraffierte Bereich die Verkürzung der Lysezeit durch den Stautest. Streuungsmaß ist der Standardfehler der Mittelwerte. Durch die UVB tritt eine noch nach 12 Monaten nachweisbare signifikante Verkürzung der Lysezeiten ein. Die Aktivierung der Lyse durch Stauung ist nicht signifikant verändert.

Fibrinogenverhalten

Patienten mit AVK und IHK oder Diabetes mellitus weisen im Mittel erhöhte Fibrinogenkonzentrationen im Plasma auf. Eine Vermehrung des Fibrinogens gilt als Risikofaktor für Komplikationen. Dabei ist zu berücksichtigen, daß bereits bei Gesunden eine Zunahme in Abhängigkeit vom Lebensalter eintritt (149).

Fibrinogen gehört zu den Akute-Phase-Proteinen wie C-reaktives Protein, Fibronektin und andere Alpha-Globuline. In der akuten Phase einer Erkrankung (Entzündung, Trauma, Myokardinfarkt) nimmt es zu. Die Beschleunigung der Blutkörperchensenkung nach einem derartigen akuten Geschehen wird im wesentlichen durch Fibrinogen bedingt. Ist nun die UVB für den Körper auch ein akutes Ereignis, d. h., kommt es durch die UVB zu einem Fibrinogenanstieg? Das kann nach unseren Erfahrungen nicht grundsätzlich verneint werden (52). Häufig verhält sich der Fibrinogenspiegel in der UVB-Serie nach der *Arndt-Schulzschen* Regel: Hohe Werte werden vermindert, niedrige werden erhöht, die Mittellage bleibt in der Regel unverändert. Eine Steigerung des Fibrinogenspiegels tritt häufig dann ein, wenn eine gesteigerte Fibrinolyse mit Bildung fibrinolytischer Spaltprodukte vorlag. Bei den genannten akuten Ereignissen besteht vorübergehend eine thrombophile Situation oder Verbrauchskoagulopathie, wonach die Fibrinolyse als Gegenregulation eintritt. Bei einer chronischen Thrombophilie, wie sie bei der AVK nachweisbar ist, trägt die UVB zur Verminderung der auslösenden Ursache bei, wonach sich die fibrinolytischen Spaltprodukte allmählich vermindern. In der Folge gehen auch die Fibrinogenwerte zurück. Die meisten Autoren beobachten demzufolge diesen Ablauf der Fibrinogenwerte (50, 52, 127, 142).

Im Einzelfalle empfehlen wir, ausgangs eine Fibrinogenbestimmung durchzuführen, unter einfachen Laborbedingungen reicht die Bestimmung des Hitzefibrins aus. Bei Werten > 5 g/l sollten in wöchentlichen bis 14-Tage-Abständen weitere Bestimmungen zur Analyse des Trends erfolgen. Bei Werten > 8 g/l besteht Infarkt- bzw. Thrombosegefahr, und eine Antikoagulanzientherapie wird erforderlich. Auch die therapeutische Plasmapherese wird zunehmend möglich.

Beim Diabetes mellitus können erhöhte Fibrinogenwerte die Progredienz der Mikroangiopathie beschleunigen. Der Fibrinogenwert hat bestimmenden Einfluß auf die Plasmaviskosität, als wichtigstes Adhärenzprotein der Erythrozytenrandzone (105) auch auf die Erythrozytenaggregation und die Vollblutviskosität (127).

Fibrinogenlangzeitkontrollen weisen im UVB-Dispensaire bei konsequent behandelten Patientenkollektiven letztendlich eine Senkung vorher erhöhter Fibrinogenwerte auf (Abb. 5).

Phagozytoseförderung

Die Phagozytose ist ein wesentlicher und grundlegender Vorgang in der Stammesgeschichte (Phylogenese) und hat assimilativen und Abwehrcharakter. Sie liegt im Vorfeld der spezifisch-immunologischen Abwehr und bestimmt damit deren Beginn und zum Teil deren Ablauf. Außer den verschiedenen Arten der Makrophagen haben sich viele andere Zellen die Basisfunktion der Phagozytose erhalten. Wenn auch innerhalb der speziellen Makrophagen und der Mikrophagen (Leukozyten) eine erhebliche Spezialisierung stattgefunden hat, gelten grundlegende Vorgänge für alle Phagozyten. Die Phagozytose besteht aus den nach- und nebeneinander ablaufenden Vorgängen der Chemotaxis, Opsonisation, Adhärenz, Stoffwechselsteigerung (respiratory burst) mit Bildung reaktiver Sauerstoffspezies (ROS), Ingestion (Phagozytose im engeren Sinne), Phago-

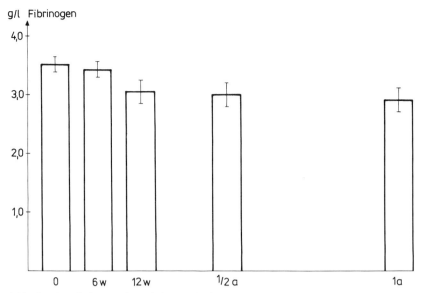

g/l Fibrinogen

Abb. 5   Verminderung der mittleren Fibrinogenwerte im UVB-Dispensaire von 28 Patienten unter der UVB bei verschiedenen Indikationen. Streuungsmaß ist der Standardfehler der Mittelwerte. Die Senkung der Fibrinogenwerte aus dem oberen in den mittleren Normbereich ist 12 Wochen bis 1 Jahr nach Behandlungsbeginn im t-Test im Paarvergleich signifikant.

sombildung mit Degranulation und der Mikrobizidie, der eigentlichen Abtötungsphase für die aufgenommenen Mikroorganismen. Viruzidie, Bakterizidie, Fungizidie, Protozoizidie und Vermizidie weisen dabei jeweils spezielle Besonderheiten auf; z. B. ist es wichtig, ob Bakterien selber Katalase produzieren, ob sie anaerob oder aerob leben. Bei Protozoen oder Wurmeiern kann die Abtötung auch ohne Ingestion von der Oberfläche aus erfolgen.

Auf jeder Stufe der Phagozytose kann es prinzipiell zu Störungen kommen. Sie sind methodisch jedoch in der Praxis noch schwer faßbar. In den meisten Phagozytosetests wird die Ingestion beurteilt. Diese ist jedoch am seltensten gestört. Die wesentlichsten Phagozyten des menschlichen Organismus sind zahlenmäßig die neutrophilen Granulozyten, auch als Mikrophagen bezeichnet. Sie sind mit dem Hämogramm erfaßbar. Im Falle eines chronischen Infektes oder ei-

ner antibiotikaresistenten Sepsis, die Indikationen der UVB darstellen, können wir sie gut als Therapiekontrolle benutzen, wozu jedoch Grundlagenkenntnisse der Hämatologie erforderlich sind, wie Vorstellungen über Vorphase, Kampfphase, Überwindungsphase und Heilphase der biologischen Leukozytenkurve nach Schilling und die Begriffe Kernverschiebungsindex und Linksverschiebung. Zunächst kommt es infolge UV-Einwirkung wie bei jedem Streß in der Vorphase bzw. Alarmreaktion der Adaptation zu einer Leukopenie. Sie stellt das Korrelat einer unspezifischen Adhärenzaktivierung der Granulozyten dar (41). Nach wenigen Behandlungen kommt es jedoch zu einer leichten Leukozytose im Sinne einer Bereitstellungsreaktion von Phagozyten, wobei eine Stimulation der Durchblutung des Knochenmarks eine Rolle spielen dürfte. Für Abwehrdefekte und chronische Infekte ist sie von Nutzen (50). Nach 5−6 Behandlungen sind je-

Tab. 5 Verhalten der neutrophilen Leukozyten und der Lymphozyten (Absolutwerte in Gpt/l) bei Patienten mit diabetischer Retinopathie im Laufe eines bis 5jährigen UVB-Dispensaires.

Zeit	Granulozyten	% zum Ausgangswert	Lymphozyten	% zum Ausgangswert	n
0	4,11	–	1,66	–	56
6 w	4,06	98,8	1,83	110,2	49
12 w	3,82	92,9	2,14	128,9	42
6 m	3,74	91,0	1,69	101,8	36
1 a	3,67	89,3	1,84	110,8	37
2 a	3,75	91,2	1,59	95,8	27
3 a	2,93	71,3	1,81	109,0	10
4 a	4,60	111,9	1,66	100,0	7
5 a	4,28	104,1	1,99	120,0	5

doch in der Regel die Ausgangswerte wieder erreicht (s. a. Tab. 5).

Von größerer Bedeutung als diese quantitativen Veränderungen dürfte jedoch die Anregung der Phagozyten zur Bereitstellung von ROS durch die Zuführung der Quanten über die UVB sein. Aus diesem Grunde hat sich in der Sowjetunion für die UVB auch der Begriff der Quantenhämotherapie eingebürgert. *Zilliken* konnte 1979 durch eine Farbreaktion die Bildung von Singulettsauerstoff nach Hämatogener Oxidationstherapie nachweisen. 1986 konnte *Ebert* im Zentralinstitut für Molekularbiologie Berlin sofort nach UV-Bestrahlung mittels Elektronenspinresonanzmessung (ESR) eine Vervier- bis Verzehnfachung der Intensität der auch im unbestrahlten Blut vorhandenen Hydroxylradikalbande der ESR nachweisen. Dieser Effekt trat insbesondere dann auf, wenn die stark Radikalprozesse quenchenden (löschenden) Erythrozyten durch Sedimentation der Probe reduziert waren (*Ebert* u. *Frick*, 1987, unveröffentlicht).

Durch Chemolumineszenzmessungen lassen sich mit Hilfe luminolverstärkter Chemolumineszenz kurzfristig Steigerungen der Bildung von Superoxidanionen in Granulozytenpräparationen nachweisen. Bei derartigen Untersuchungen sind allerdings die Isolierungstechniken und das Timing des Nachweisverfahrens von großer Bedeutung. Leicht gerät man mit der Messung in eine Phase der durch Kontaktaktivierung oder -erschöpfung bereits verminderten Chemolumineszenz. Die UVB hat durch die sofortige Reinjektion nach minimalem Fremdkontakt und dadurch bedingten Artefakten den Vorteil einer patientenseitigen Methode, die den Ex-vivo- – In-vivo-Zell-Zellkontakt unmittelbar nach UV-Anregung zugunsten einer optimalen Stimulation der Phagozytose gewährleistet. Der Nachweis der Wirkungen ist durch In-vitro-Meßverfahren zur Zeit nur approximativ zu bestimmen. Mit den indirekten Nachweisen der Superoxidanionenbildung durch Formazanumwandlung in Nitroblautetrazolium-(NBT-) oder Jodphenylnitrophenyltetrazolium-(INT-)Salze läßt sich jedoch die Langzeitstimulierung der Phagozytose und damit eine sehr wesentliche Komponente der Resistenzsteigerung nach UVB und anderer UV-Therapie recht gut erfassen (141). Eine Steigerung der Ingestionskapazität läßt sich mit der Aufnahme von Reiskornstärke gut nachweisen, allerdings am besten mit verkürzten Inkubationszeiten (45).

Diese Nachweismöglichkeiten der UV-Wirkung auf die Phagozytose sollten uns anregen, die UVB wieder mehr in den Indikationsgebieten der Vorantibiotikaära einzusetzen (s. Kap. *A. Wiesner* und *S. Wiesner*), um unnötige Kosten immer teurerer Antibiotika und deren Nebenwirkungen einzusparen.

Beeinflussung der Lymphozytenfunktion

Die unmittelbare Wirkung von UV-Quanten auf Lymphozyten wurde von *Gruner* u. Mitarb. 1984 beschrieben und scheint in Abhängigkeit von der Dosis destruktiver Natur zu sein. Sie wurde für die Induktion der Transplantattoleranz genutzt.

Für die außerordentlich niedrigen Dosen an Quanten aller drei Bereiche (auch des UVC) bei der UVB sind zunächst einmal keine destruktiven Wirkungen beschrieben worden. Mittels Polyakrylamidgelelektrophorese von Kernhydrolysaten UVB-behandelter Lymphozyten konnten wir allerdings ein Fehlen von bestimmten Histonbanden nachweisen (64). Kernhistone fixieren normalerweise die DNA im Zellkern. Bei Wegfall derartiger DNS-Rezeptoren werden DNS frei, wonach diese umschriebene Funktionen aktivieren können. Eine nachfolgend feststellbare Steigerung der Lymphozytentransformation dürfte bereits Folge einer derartigen Aktivierung sein. Initial findet sich nach Reinjektion in vivo eine Lymphopenie (41), die jedoch Folge der Streßwirkung der UVB sein kann.

Nach 5 UVB-Sitzungen finden wir bei 49 Patienten im Mittel eine Zunahme der absoluten Lymphozytenzahl um 30 %, die bis 6 Monate nach der initialen Serie allmählich abklingt (Tab. 5). Wir beschrieben diese leichte Lymphozytose an niedrigeren Patientenzahlen bereits 1982 (45) und konnten darüber hinaus mit dem E-Rosettentest nachweisen, daß diese Lymphozytenvermehrung im wesentlichen die T-Lymphozyten betrifft. Von *Krylenkov u. Mitarb.* (1979) wurde diese T-Lymphozytenvermehrung nach UVB bestätigt.

Im Zusammenhang mit der Zunahme der Aktivität des Heparino- und Histaminozytensystems wurde vermutet, daß vorwiegend die T-Suppressorzellen zunehmen, zumal die günstige Beeinflussung allergischer Krankheitsbilder diesen Schluß nahelegt (50). In jüngster Zeit konnten wir mit *Schütt* u. Mitarb. nach UVB eine Zunahme der Aktivierungsmarker CD 38 und Transferrinrezeptor an Lymphozyten feststellen.

Während früher der lymphozytotoxische Effekt von energiereichen Strahlen z. B. bei der Abtötung der Lymphozyten in Granulozytenkonzentraten zur Verhinderung der Graft-versus-host-Reaktion als Folge von DNS-Strangbrüchen angesehen wurde, neigt man heute zu der Ansicht, daß eine radiogene Erzeugung von Membrandefekten schneller zur Lymphozytolyse führt (109).

In diesem Zusammenhang ist zu erwähnen, daß auch die Annahme einer Erhöhung des Tumorrisikos durch UVB einem Wandel unterliegt. Es ist ein heute anerkanntes Prinzip, daß Vorläufer einer Tumorinduktion Zellmutationen und Vorläufer dieser wiederum Chromosomenaberrationen darstellen. Die Chromosomenaberrationsraten in Lymphozytenkulturen vor und im Verlaufe des UVB-Dispensaires untersuchten *Beensen* u. Mitarb. 1988. Sie fanden keine Zunahme der normalerweise vorhandenen Aberrationsrate, sondern im Verlaufe des Dispensaires sogar Verminderungen der Aberrationsrate. Das führt zwangsläufig zu der Annahme einer Stimulation von DNS-Reparaturenzymen durch UVB. Sicher handelt es sich hier um ein Dosisproblem, aber es erscheint lohnenswert, diesen an Lymphozyten erhobenen Befund an weiteren Patientenkollektiven und mit anderen UV-Targetzellen zu reproduzieren.

Therapie in der Klinik

Klinische Erfahrung bei der Anwendung der UVB des Eigenblutes

Günter Pöhlmann, Gerhard Wessel und *Siegfried Müller*

Vorbemerkungen

Spielt die Sonne als natürliches Heilmittel (Heliotherapie) bereits bei den alten Kulturvölkern (Sonnenkult) eine Rolle, und wußten die griechischen und römischen Ärzte des Altertums um bestimmte Indikationen der Behandlung mit dem Sonnenlicht, so begann die medizinische Wissenschaft erst ab Ende des 18., Beginn des 19. Jahrhunderts die Wirkung des Sonnenlichts auf den menschlichen Körper zu untersuchen. Sehr bald wurde dann der unsichtbare Anteil des Sonnenlichts, die ultraviolette Strahlung, als Ursache des »Sonnenbrands« wie der vielfältigen therapeutischen Wirkungen erkannt, und mit der Entwicklung künstlicher Strahler und der daraus resultierenden Unabhängigkeit vom »natürlichen« Sonnenlicht setzten eine intensive Forschung und eine Ausweitung der therapeutischen Anwendungsmöglichkeiten ein (s. Kap. Historische Entwicklung der UVB des Blutes).

Bereits in den 20er und 30er Jahren wurden in den Vereinigten Staaten von Amerika und in den 40er Jahren auch in Deutschland erste Behandlungsversuche mit der Ultraviolettbestrahlung des Eigenblutes unternommen, ab Mitte der 50er Jahre dann verstärkt in der Bundesrepublik Deutschland (als »HOT«- Hämatogene Oxidationstherapie von *Wehrli*), wenig später auch in der Deutschen Demokratischen Republik als »Ultraviolettbestrahlung des Eigenblutes« durch *Wiesner* unter Wegfall des Zusatzes von Sauerstoff und mit Entwicklung praktikabler Geräte und deren schrittweiser Verbesserung.

Wenn *Olney* (121) in den USA bereits 1959 über mehr als 800 000 erfolgreiche Behandlungen ohne wesentliche Nebenwirkungen berichtete, auch in der BRD wie in der DDR bei zwischenzeitlich wohl Zehntausenden von derartigen Patienten Behandlungen mit befriedigenden bis guten Ergebnissen vorgenommen wurden, leistungsfähige und zudem kostengünstige Geräte zur Verfügung stehen, die Applikationen ohne größeren Zeit- und Personalaufwand auch ambulant durchführbar sind, zusätzliche Kosten durch Medikamente nicht erwachsen, die Zahl der Nebenwirkungen niedrig und sie nach Art und Schwere lediglich geringfügig sind, so darf das nicht darüber hinwegtäuschen, daß das Verfahren von den Fachgesellschaften für Kardiologie und Angiologie eine Anerkennung bisher nicht erfahren hat.

Zu den Gründen dafür zählen
- das Fehlen aussagekräftiger und unanfechtbarer prospektiver Doppelblindstudien sowie
- die ungeklärten Wirkmechanismen, von einzelnen Teilfragen abgesehen.

Folgende Anwendungsgebiete wurden erschlossen bzw. es liegen Erfahrungen sowie Beobachtungen über günstige Ergebnisse vor:
- periphere arterielle Verschlußkrankheit
- chronisch-ischämische (koronare) Herzkrankheit
- (chronisch-) zerebrovaskuläre Krankheiten

- HNO-Krankheiten (Hörsturz u. a.)
- Varia (u. a. aus dem gynäkologisch-geburtshilflichen, dermatologischen und ophthalmologischen sowie rheumatologischen Bereich)

Darüber und insbesondere über die Ergebnisse und Erfolgschancen wird in den nächsten Abschnitten zu berichten sein.

Es wurde mehrfach betont, daß die möglichen Nebenwirkungen nach Zahl, Art und Ausmaß in der Regel so gering sind, daß die Einzelbehandlung bzw. die Behandlungsserie nur selten, eher im Ausnahmefalle, abzubrechen bzw. einzustellen ist. In Rechnung zu stellen und zu beachten sind folgende Nebenwirkungen:

- Flushreaktion als Histamin- bzw. Prostaglandineffekt, meist im Kopfbereich
- Hitzegefühl und kurzzeitige Fieberreaktion (Freisetzung endogener Pyrogene, s. u.)
- gesteigerte Erregbarkeit und Schlafstörungen
- Exazerbation bei Allergikern
- Verstärkung von depressiven Zuständen
- Aktivierung einer latenten Hyperthyreose
- Aktivierung einer Blutungsneigung
- geringgradige Senkung des Blutzuckerspiegels
- »Aufflammen« von Appendizitiden, Cholezystitiden, älteren Osteomyelitisherden u. a.

Skeptiker und insbesondere Kritiker oder Gegner der Methode diskutieren die mögliche Induktion einer Geschwulsterkrankung, da die ultraviolette Strahlung gemeinhin als mutagen und kanzerogen gilt. Gemeinsam mit einer Arbeitsgruppe des Instituts für Anthropologie und Humangenetik unserer Universität sind wir dieser Frage nachgegangen (8). Dazu wurden nach Retransfusion UV-bestrahlten Eigenblutes Chromosomenuntersuchungen an peripheren Lymphozyten durchgeführt. Nach ein- und mehrmaliger Ultraviolettbestrahlung waren bezüglich der Aberrationsraten statistisch signifikante Unterschiede gegenüber unbestrahlten Kontrollen (mit einer spontanen Mutationsrate von 9,8 %) nicht zu erfassen. Auch Nachkontrollen nach Ablauf von 5–9 Monaten zeigten keine (signifikanten) Veränderungen im Vergleich zu den Werten vor Therapiebeginn; numerische Aberrationen traten nicht auf.

Auch *Pelz* (123) fand bei Chromosomenuntersuchungen vor und nach der UVB des Eigenblutes keine Erhöhung der normalerweise bereits in Lymphozytenkulturen zu beobachtenden Chromosomenaberrationen in der Größenordnung von etwa 10 %.

In Entsprechung des geringen Ausmaßes von Nebenwirkungen bestehen auch nur wenige Kontraindikationen hinsichtlich der Anwendung der UVB des Eigenblutes:

- Fotosensibilität (-allergie)
- akute (bis subakute) Ulcera ventriculi oder duodeni
- subakute Appendizitis, Cholezystitis
- Hypermenorrhoe
- Hyperthyreose
- systemischer Lupus erythematodes
- aktive Tuberkulose, Hämophilie, Porphyrie

Bekannt ist eine Wirkungsminderung durch Inhibitoren. Hier werden u. a. Tokopherol, Kortisonoide und Analgetika genannt, insbesondere Salizylsäurederivate. Die Einnahme fotosensibilisierender Pharmaka sollte vor und während der Behandlung unterbleiben.

An dieser Stelle meinen wir auch Bemerkungen zur Problematik »Plazebo«-Applikation der UVB des Eigenblutes machen zu sollen. Seit Jahren wird namentlich von den Kritikern der UVB des Eigenblutes immer wieder eine prospektive plazebokontrollierte Studie gefordert, um die Wirkung der Methode – bzw. deren Wirkungslosigkeit – zu belegen.

Bei den bisher durchgeführten Plazebo- oder Scheinbestrahlungen (144, 197,

204) wurde lediglich der UV-Strahler ausgeschaltet, das Blut aber dem Patienten entnommen, durch das gesamte Schlauch- und Küvettensystem geleitet und wieder retransfundiert. Das bedeutet, daß das Blut an nichtphysiologischen Oberflächen vorbeigeleitet bzw. dem Körper entnommen und wieder retransfundiert wurde. Bei diesem Gesamtvorgang können Veränderungen an den Blutzellen (Oberflächenspannung, -ladung u. a. m.) eintreten, die durchaus allein bestimmte Reaktionen auslösen und Wirkungen bedingen können. Schon die alleinige Eigenblutretransfusion vermag Veränderungen im Immunstatus und anderen Systemen hervorzurufen.

Zusammengefaßt kann u. E. die Durchführung der UVB des Eigenblutes – deren Änderung nur in der Nichteinschaltung des UV-Strahlers besteht – keinesfalls mit einer »Plazebo«-Therapie (Plazebo = Leerpräparat, das keine pharmakologischen Substanzen enthält) gleichgesetzt werden. Bei dieser Versuchsanordnung kann lediglich geschlußfolgert werden, daß UV-Strahlen bei der vorgenommenen »Prozedur« zur Erreichung einer bestimmten Wirkung notwendig sind oder nicht, keineswegs aber können damit Aussagen zur Wirkung der Therapiemethoden getroffen werden.

UVB bei Krankheiten des Herz-Kreislauf-Systems

Hauptindikation ist die Behandlung der peripheren arteriellen Verschlußkrankheit, bezüglich der Zahl der Anwendungen – und bedingt auch der Erfolgschancen – mit Abstand gefolgt von der Behandlung der chronisch-ischämischen Herzkrankheit und der zerebrovaskulären Erkrankungen.

Periphere arterielle Verschlußkrankheit (paVK)

1975 berichteten *Wiesner* u. Mitarb (196) erstmals über die Ergebnisse der Behandlung mit der UVB des Eigenblutes bei 574 Patienten mit paVK mit einer deutlichen Besserung der Beschwerden bei 83 % der so Behandelten. Dabei wurde eine Besserung angenommen bei
– Verdoppelung der schmerzfreien Gehstrecke im Stadium II nach Fontaine
– Überführung des Stadiums III in das Stadium II b nach Fontaine
– Abheilung von Nekrosen im Stadium IV nach Fontaine

1978 konnte der gleiche Autor diese Ergebnisse anhand einer Doppelblindstudie untersetzen und bekräftigen (s. Abb. 1). Diese Erfolge waren denen anderer Therapieverfahren zumindest ebenbürtig, wenn nicht überlegen. In den nachfolgenden Jahren konnten wir selbst wie auch andere Autoren einen gleich guten klinischen Effekt mit der Anwendung der UVB des Eigenblutes erreichen und die Aussagen von *Wiesner* (197) bestätigen. Die Tab. 1 zeigt in einer Auswahl Arbeiten zur Untersuchung der schmerzfreien Gehstrecke im Ergebnis der Behandlung mit der UVB des Eigenblutes. Wie von *Wiesner* (197), so wird auch von der Mehrzahl anderer Autoren der Behandlungserfolg der UVB des Eigenblutes am Nachweis der klinischen Besserung gemessen: Nachlassen bis zum Verschwinden der Schmerzen, Verlängerung der schmerzfreien Gehstrecke, Behebung von Nekrosen usw. (s. o.), letztlich auch – wenn freilich nicht explizit ausgedrückt und quantitativ nicht belegbar – an einer Verbesserung der Lebensqualität.

Dazu zählen schließlich auch Beobachtungen von Chirurgen, die bei der Amputation z. B. eines Oberschenkels bei Patienten mit paVK, die zuvor mit einer UVB des Eigenblutes behandelt worden waren, an der gesamten Schnittfläche der Muskulatur ausgeprägte diffuse Blutungen registrierten, im Gegensatz zu einer nahezu totalen Ischämie bei Nichtbehandelten.

Diese in der Praxis gewonnenen Erfahrungen finden ihre Erklärung in der Be-

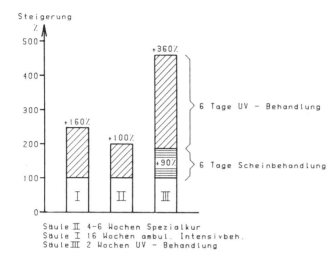

Abb. 1 Zunahme der Gehleistung bei 50 Patienten mit AVK im Stadium II nach Fontaine. Behandlung mit 16 Wochen ambulanter medikamentöser Therapie (Säule I), 4–6 Wochen Spezialkur (Säule II), je 6 Tage UVB-Schein- bzw. UVB-Verum-Behandlung (Säule III) (nach 197).

hebung von Mikrozirkulationsstörungen im Ergebnis der Anwendung der UVB des Eigenblutes in Entsprechung unserer heutigen und mit adäquaten Methoden belegten Vorstellungen zur Wirkungsweise der UVB des Eigenblutes.

Als ersten paraklinischen Hinweis auf die Wirkung der UVB – neben der Beobachtung von Besserungen klinischer (anamnestischer wie objektiver und meßbarer) Symptome – hatte *Wiesner* (192) eine erhöhte Sauerstoffutilisation im Gewebe finden können.

Tab. 1 Literaturübersicht zur Verbesserung der Claudicatio-intermittens-Distanzen (CID) bei Patienten mit paVK nach Behandlung mit der UVB des Eigenblutes.

Autoren	n	mittlere Zunahme der CID in %
Wiesner, Gänsicke, Rogack (196)	574	100
Wiesner u. Mitarb. (197)	110	240
Kliche (87)	26	100
Pöhlmann (127)	12	163
Zwiener, Belgrad (209)	52	193
Pöhlmann u. Mitarb. (128)	65	192
Scherf u. Mitarb. (144)	18	155
Summe	857	163

Pöhlmann (127), *Scherf* u. Mitarb. (143) sowie *Zwiener* u. *Belgrad* (209) konnten in späteren Untersuchungen diese Ergebnisse eindeutig bestätigen, insbesondere durch eine signifikante Senkung des Sauerstoffpartialdruckes (pO_2) in der V. femoralis bzw. in der V. cubitalis in allen Fällen. Zusätzlich stellten *Zwiener* u. *Belgrad* (209) eine signifikante Erhöhung des quasi arteriellen pO_2 fest. Stets und eindeutig wurde eine Zunahme des von *v. Ardenne* postulierten O_2-Nutzungsfaktors η gefunden.

Da letztlich das Vorhandensein von Sauerstoff und seine Aktivierbarkeit über die Funktion der Energiebereitstellung im Körper entscheiden, stellen die vermehrte Sauerstoffausschöpfung nach der UVB des Eigenblutes eine zweifellos wichtige Wirkgröße und sein Nachweis einen bedeutsamen Faktor für die Deutung der UVB des Eigenblutes und der Interpretation ihrer Angriffspunkte dar (s. auch Kap. Zellphysiologische Grundlagen der Wirkung UV-bestrahlten Blutes).

Einen entscheidenden Fortschritt zur Erklärung der Beobachtungen über die guten klinischen Effekte der UVB des Eigenblutes stellten dann die Arbeiten von *Bäumler* u. Mitarb. (4), *Pöhlmann*

(127), sowie *Zwiener* u. *Belgrad* (209) dar, in denen sie zeigen konnten, daß es nach der UVB des Eigenblutes zu einer Senkung der Vollblutviskosität bei niedrigen Schergraden sowie zur Herabsetzung der Plasmaviskosität und der Erythrozytenaggregation kommt.

Bäumler u. Mitarb. (4) wiesen bei UVB-behandelten Patienten mit paVK eine signifikante Senkung der Scheinviskosität bei einem Schergradienten von $4{,}61\,\mathrm{s}^{-1}$ nach. Wenn sich bei diesen Patienten die Plasmaviskosität nicht änderte, dann wohl deshalb nicht – wie einschränkend gesagt werden muß –, weil bei keinem der Patienten die Werte der Plasmaviskosität vor der Therapie eindeutig im pathologischen Bereich lagen. Bei der Untersuchung des Entmischungsverhaltens des Blutes fanden sie nach UVB des Eigenblutes eine Zunahme der Zeitkonstanten, was bei unveränderter HCC (height of cell column) indirekt auf eine verminderte Erythrozytenaggregation schließen läßt.

Wir selbst konnten dann mit der Anwendung einer Lichtrückstreumethode die Erythrozytenaggregation direkt messen, und wir fanden sie bei Patienten mit paVK nach Vornahme der UVB des Eigenblutes signifikant gesenkt (16). Bei den gleichen Patienten stellten wir nach der Therapie eine signifikante Verminderung der Plasmaviskosität fest. Im Vergleich zu den von *Bäumler* u. Mitarb. (4) behandelten Patienten lag bei unseren die Plasmaviskosität vor der Behandlung ausnahmslos im pathologischen Bereich. 1987 konnten dann *Zwiener* und *Belgrad* (209) sowie *Scherf* u. Mitarb. (144) mit ihren Untersuchungen bei Patienten mit paVK und bei niedrigen Schergraden (gemessen wurde bei beiden ebenfalls bei $\gamma = 4{,}61\,\mathrm{s}^{-1}$) die signifikante Senkung der scheinbaren Vollblutviskosität nach der Vornahme der UVB des Eigenblutes eindeutig belegen. Nach unseren langjährigen Erfahrungen besteht ein proportionaler Zusammenhang zwischen der Höhe der Blutviskosi-

tät und dem zu erwartenden Therapieeffekt. Mit anderen Worten heißt das, daß je höher bzw. je »pathologischer« die Blutviskosität vor der Behandlung ist, um so größer ist der durch die UVB des Eigenblutes zu erwartende Therapieeffekt; umgekehrt ist bei normaler Blut- bzw. Plasmaviskosität kaum ein klinischer Behandlungserfolg zu erwarten.

Am Beispiel von zwei Patienten – einer mit extrem erhöhter, ein anderer mit einer nur mäßig erhöhten Erythrozytenaggregation – soll gezeigt werden, wie bei beiden sich nach der Therapie mit der UVB des Eigenblutes die Werte auf das gleiche Niveau senken (s. Abb. 2).

Obgleich nach den Ergebnissen zahlreicher Untersuchungen (34, 74, 176) die überwiegende Mehrheit der Patienten mit einer paVK eine Erhöhung der Blutviskosität aufweist, sollte im Rahmen der Möglichkeiten vor jeder UVB des Eigenblutes eine hämorheologische Diagnostik erfolgen im Hinblick darauf, daß bei normaler Blut- bzw. Plasmaviskosität kaum ein entsprechend ausreichender Therapieerfolg zu erwarten ist.

Wir verfolgen in unserer Klinik bei Patienten mit einer paVK seit Jahren die Prinzipien einer Differentialtherapie. Primär sehen wir die Indikation zur UVB des Eigenblutes nur dann, wenn die Plasmaviskosität und/oder die Erythrozytenaggregation a priori eindeutig im pathologischen Bereich liegen. Das schließt jedoch nicht aus, daß wir in Abhängigkeit von der Schwere des Krankheitsbildes die UVB des Eigenblutes auch mit anderen konservativen Therapieverfahren kombiniert einsetzen. Hier bieten sich die isovolämische Hämodilution und die Applikation von Actovegin® sowie die Gabe von Substanzen an, die die Blutviskosität zusätzlich zu senken vermögen wie z. B. das Pentoxifyllin.

Beim Vorliegen eines Stadium IV nach Fontaine mit Gangrän einzelner Zehen oder begrenzter Bereiche des Fußes haben wir die Erfahrung gemacht, daß im Falle einer schließlich doch unumgängli-

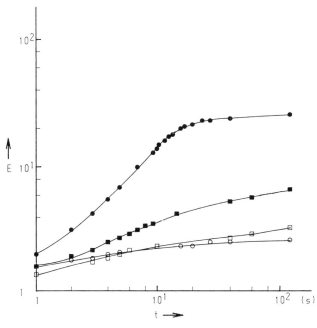

Abb. 2 Aggregationskinetik von zwei Patienten mit arterieller Verschlußkrankheit vor und nach 5. UVB (126).

Symbolik:
Patient 1
vor UVB ●
nach UVB ○
Patient 2
vor UVB ■
nach UVB □

chen Operation eine zuvor vorgenommene UVB des Eigenblutes dann eine äußerst sparsame Teilamputation ermöglicht, es durch die wiederhergestellte Mikrozirkulation trotz eines Becken- oder Oberschenkelverschlusses beispielsweise zu einer guten Abheilung der Wundflächen kommt. Vor der Einführung der UVB des Eigenblutes hatten die Chirurgen nicht selten der anfänglichen Teilamputation weitere scheibchenweise Abtragungen anschließen müssen bis hin zur Oberschenkelamputation, da die Wundheilung u. a. wegen fehlenden Blutzuflusses ausblieb.
Gelegentlich beobachten wir bei der Behandlung von Patienten mit einer paVK und beim Vorliegen von Zeichen einer Mumifikation und/oder denen der Ischämie der gesamten Extremität nach zwei bis drei Bestrahlungen – auf die die Patienten ganz selten auch mit einem kurzdauernden Schüttelfrost reagieren – eine Zunahme des Lokalbefundes bis hin zur Ausprägung einer Gangrän. Wir wissen aber heute auch, daß es sich dabei nicht selten nur um eine scheinbare Verschlechterung handelt und nach Fortsetzung der Behandlung mit der UVB es zur Demarkierung und zur Heilung kommt.
Diesen von uns anfangs zunächst als Mißerfolg gedeuteten Verlauf beurteilen wir nach unseren heutigen Erkenntnissen als einen ganz normalen Prozeß. In dem ischämischen Bein mit Mumifizierung ist es dem Körper nicht möglich, das aufgrund des fehlenden Blutflusses abgestorbene Gewebe bzw. die Gewebetrümmer abzutransportieren oder über eine Entzündung am Ort des Geschehens eine (Defekt-)Heilung herbeizuführen. Wird nun nach einer Behandlung mit der UVB des Eigenblutes die zusammengebrochene Mikrozirkulation wieder ermöglicht, so gelangen damit Blut und Stoffe der körpereigenen Abwehr an die Stelle der abgestorbenen Gewebe, es wird ein Entzündungsvorgang ausgelöst, der in Unkenntnis dieser Abläufe eine Verschlechterung des Krankheitsbildes annehmen läßt. Nach

unseren Erfahrungen ist diese anfängliche scheinbare Verschlechterung des Lokalbefundes (meist eine deutliche und an Intensität zunächst zunehmende Entzündungssymptomatik) das beste Anzeichen eines zu erwartenden Therapieerfolges. In solchen Fällen sollte die Behandlung keinesfalls etwa nach der 6. UVB des Eigenblutes abgebrochen werden, im Gegenteil sind hier oft 10–15 Behandlungen notwendig.

Für unabdinglich notwendig erachten wir die Aufstellung klarer Indikationen zur Anwendung der UVB des Eigenblutes im Rahmen der Gesamttherapiekonzeption bei Patienten mit paVK, da nicht zuletzt die unkritische Anwendung der UVB des Eigenblutes zur Verurteilung bzw. Ablehnung oder Nichtanerkennung der Methode geführt hat.

Wir fordern deshalb von jedem Allgemeinmediziner die Vorstellung eines Patienten mit einer paVK bei einem Subspezialisten für Kardiologie und Angiologie. Durch ihn – und im Konsilium mit anderen Kollegen – wären die gegebenen therapeutischen Möglichkeiten abzuwägen und z. B. vordergründig die Chancen eines gefäßchirurgischen Eingriffs oder einer perkutanen transluminalen Angioplastie (PTA) zu klären als der für einen Patienten mit paVK optimalen Behandlung.

Wurden diese Überlegungen angestellt, sind diese Eingriffe aber aus den verschiedensten Gründen nicht möglich oder liegt a priori bei dem Patienten eine Bereitwilligkeit zur Durchführung dieser Maßnahmen nicht vor, so sollte die UVB des Eigenblutes im Rahmen der o. g. konservativen Differentialtherapie zur Anwendung kommen.

Größere Untersuchungen in Form von Cross-over-Studien zum Vergleich der Wirksamkeit der UVB des Eigenblutes mit anderen konservativen Verfahren liegen in der Literatur bisher nicht vor. Es wurde meist nur indirekt durch Vergleich der erreichten Gehstreckenverlängerung nach der UVB mit jenen nach entsprechenden anderen Therapiemaßnahmen versucht, eine Aussage zu treffen, wonach die »üblichen« Behandlungsarten die schmerzfreie Gehstrecke um ca. 100 %, die UVB des Eigenblutes sie um ca. 100–300 % verbesserte.

Wir selbst haben in einer Pilotstudie vom Cross-over-Charakter die Ergebnisse der Anwendung von sechs Therapiearten bei Patienten mit paVK verglichen (127), müssen einschränkend jedoch betonen, daß wir nur Patienten im Stadium II a nach Fontaine einbezogen hatten, um die Sporttherapie als alleiniges Behandlungsverfahren mit in die Untersuchungen aufnehmen zu können; daraus resul-

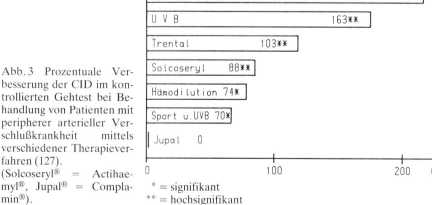

Abb. 3 Prozentuale Verbesserung der CID im kontrollierten Gehtest bei Behandlung von Patienten mit peripherer arterieller Verschlußkrankheit mittels verschiedener Therapieverfahren (127). (Solcoseryl® = Actihaemyl®, Jupal® = Complamin®).

* = signifikant
** = hochsignifikant

tiert verständlicherweise nur eine begrenzte Beurteilbarkeit für die restlichen Stadien nach Fontaine.

In Bestätigung von Ergebnissen früherer Untersuchungen konnten wir mit der UVB des Eigenblutes im Vergleich mit medikamentösen Therapieformen deutlich bessere Erfolge erzielen. Die Abb. 3 zeigt die prozentuale Verlängerung der schmerzfreien Gehstrecke nach Behandlung mit verschiedenen Therapieverfahren. Mit einer dabei erstmals genutzten quantitativen Blutflußmessung mittels ^{113m}InCl konnten wir zusätzlich beweisen, daß es unter der Behandlung mit der UVB des Eigenblutes zu einem hochsignifikanten Anstieg des Ruheblutflusses bei gleichbleibendem Ruhevolumen im geschädigten Bein kommt; das ist als Ausdruck einer Verbesserung der Mikrozirkulation zu werten (s. Tab. 2).

In früheren Veröffentlichungen war bereits gezeigt worden, daß die UVB des Eigenblutes zu einer Erhöhung des Peak-flow bei der Plethysmografie (209, 201) sowie zu einer Erhöhung des poststenotischen Druckes bei der Ultraschall-Doppler-Druckmessung führt (144, 198).

Chronisch-ischämische Herzkrankheit (IHK)

Weit seltener als bei Patienten mit paVK wurde und wird die UVB des Eigenblutes bei der Behandlung von Patienten mit IHK eingesetzt. Kontrollierte Studien wurden in der DDR bisher nicht durchgeführt. In einzelnen Publikationen sowie in Vorträgen auf nationalen Tagungen wurde aber über erfolgreiche Anwendungen berichtet, belegt insbesondere mit der verminderten Häufigkeit von Angina-pectoris-Anfällen und mit dem Rückgang des Nitrangin®-Verbrauches.

Aus der Sowjetunion teilten 1977 als erste *Lukjanova* u. Mitarb. günstige Erfahrungen bei der Prophylaxe von Rezidiven nach einem Myokardinfarkt sowie bei der Behandlung von Reinfarkten bei Anwendung der UVB des Eigenblutes und unter Nutzung des von *Wiesner* (189) entwickelten UVB-Gerätes mit (106).

1982 berichtete *Galenina* (56) über eine prospektive Studie an 70 Männern mit IHK; zwei Drittel von ihnen hatten bereits einen Myokardinfarkt erlitten. Es handelte sich um Patienten, bei denen eine zweiwöchige »intensiv« konservativ betriebene Therapie nicht zu einer wesentlichen Besserung (pektanginöse Beschwerden, retrosternale Schmerzen, Beunruhigung und Angstzustände) geführt hatte. Nach der Behandlung mittels der UVB des Eigenblutes zeigten 46 Patienten eine deutliche, die übrigen 24 Patienten eine zufriedenstellende Besserung, gemessen am Rückgang dieser Beschwerden sowie am täglichen Nitratverbrauch. Der Beobachtungszeitraum betrug 2–8 Monate.

Bei Neigung zu absoluten Arrhythmien bei intermittierendem Vorhofflimmern raten *Volpert* u. Mitarb. (174) von einer UVB des Eigenblutes ab. Vegetativ be-

Tab. 2 Mittelwerte und Standardabweichungen der Mittelwerte der Einzelwerte der Perfusionsszintigrafie vor und nach Behandlung mit UVB des Eigenblutes bei Patienten mit paVK (n = 12) (127).

	Ruhevolumen (ml)		Halbwertszeit (sec)		Ruchefluß (ml/min)	
	vor Therapie	nach Therapie	vor Therapie	nach Therapie	vor Therapie	nach Therapie
$\bar{x}$	103,3	108,0	22,7	18,1**	191,0	266,7**
$s_{\bar{x}}$	4,8	6,1	1,0	1,7	8,5	22,3

* = signifikant
** = hoch signifikant

dingte Koronarspasmen und »Herzneurosen« lassen sich nach den gleichen Autoren durch UVB des Eigenblutes nicht beheben.

Aufgrund unserer eigenen, noch unveröffentlichten Beobachtungen über die Wirksamkeit der UVB des Eigenblutes auch bei der IHK und gestützt auf die diesbezüglichen, bislang jedoch nur vereinzelten Literaturmitteilungen empfehlen wir ihre Anwendung auch bei dieser Indikation, namentlich beim Vorliegen von Stenosen oder Verschlüssen einzelner Koronararterien, nach Einsatz bewährter anderer Verfahren oder in Kombinationen mit ihnen, insbesondere bei den Patienten, bei denen nur eine unbefriedigende Wirkung hatte erreicht werden können. Die bisher beobachteten günstigen Effekte und das Fehlen von Nebenwirkungen am Herzen sowie die ökonomischen Vorteile der UVB des Eigenblutes rechtfertigen diese Empfehlung.

Zerebrovaskuläre Krankheiten

Die bei der Behandlung der peripheren arteriellen Verschlußkrankheit und der ischämischen Herzkrankheit gewonnenen günstigen Erfahrungen mit der UVB des Eigenblutes gaben Veranlassung zum Einsatz dieses Verfahrens auch bei zerebrovaskulären Krankheiten, bei der
– zerebrovaskulären Insuffizienz (CVI), insbesondere der akuten (akuter zerebrovaskulärer Insult), sowie bei der
– Migräne,
Krankheiten bzw. Krankheitsgruppen, in deren Pathogenese/-physiologie u. a. Mikrozirkulationsstörungen diskutiert werden.

Im Rahmen einer Promotion-A-Dissertation untersuchte *Klink* (88) die Wirkung der UVB des Eigenblutes bei 45 Patienten mit einer CVI in den Stadien III b und IV, und sie verglich die hinsichtlich der Hirnleistung erzielten Ergebnisse mit denen einer Gruppe Hirngesunder. Es handelte sich um Patienten

bzw. Probanden im Alter zwischen 40–60 Jahren, die in 4wöchigen Abständen untersucht wurden. Die Gruppen wurden wie folgt gebildet:

Gruppe I:
15 Patienten mit einer CVI in den Stadien III b und IV. Behandlung mit Thrombozytenaggregationshemmern und Physiotherapiemaßnahmen, sofern erforderlich auch mit Antihypertensiva und Herzglykosiden. Zusätzlich Applikation einer Behandlungsserie von 7 UVB des Eigenblutes.

Gruppe II:
15 Patienten, gleiche Zusammensetzung und Therapie wie Gruppe I, jedoch ohne zusätzliche UVB des Eigenblutes.

Gruppe III:
15 hirngesunde Probanden, die im Alter, Geschlecht und Intelligenzniveau den Patienten der Gruppe I und II entsprachen.

Die Untersuchungen wurden frühestens 4 Wochen nach dem akuten zerebrovaskulären Insult begonnen. Alle Probanden wurden vor der Behandlung (s. Gruppenbildung) einer umfangreichen Hirnleistungsdiagnostik (26 Testvariable) unterzogen. Die Tests wurden bei den Patienten der Gruppe I nach Abschluß der UVB-Serie, bei den beiden anderen Gruppen im gleichen Zeitabstand wiederholt, bei den Patienten der Gruppen I und II ergänzt durch die Rheoenzephalographie.

In Auswertung der Ergebnisse zeigte sich in der Gruppe I – die der mit der UVB des Eigenblutes behandelten Patienten – eine im Vergleich zu Gruppe II – ohne UVB – signifikante Besserung aller geprüften Hirnleistungsfunktionen, besonders des kognitiven Tempos, der höheren Wahrnehmungsprozesse, der verbalen Merkfähigkeit und der Konzentration. Ein besonders günstiger Effekt war bei Patienten mit einem sog. hämodynamischen Insult zu registrieren. Die nach erfolgter UVB-Serie abgeleiteten Rheoenzephalogramme wiesen im Vergleich zu den beiden unbestrahlten

Gruppen größere rheografische Quotienten, kürzere Gipfelzeiten, steilere Kurvenanstiege und höhere Dikrotieamplituden auf.

In einer anderen Promotion-A-Dissertation wurden von *Ziepert* u. *Ziepert* (204) die Wirkungen der UVB des Eigenblutes auf die Migräne untersucht. Von insgesamt 36 Patienten wurden nach dem Zufallsprinzip 21 mit der UVB des Eigenblutes behandelt, während bei 16 nur eine Scheinbehandlung erfolgte. Die Ergebnisse beider Gruppen wurden mit denen einer dritten »herkömmlich« behandelten Gruppe (n = 25 Patienten) verglichen. Neben den Ergebnissen umfangreicher klinischer Testmethoden wurden den Aussagen auch die zahlreicher klinisch-chemischer und immunologischer Parameter zugrunde gelegt.

Eine klinische Besserung der Migränebeschwerden ließ sich statistisch in allen drei Patientengruppen sichern (Behandelte und Scheinbehandelte im Rahmen der Doppelblindstudie, offen Behandelte):

– ein guter bis sehr guter Effekt (Rückgang der monatlichen Migränedauer auf weniger als 50 %, Senkung des Medikamentenverbrauches um mehr als 75 %) wurde bei 43 % der Patienten beobachtet,

– ein befriedigender (leichte Besserung) zusätzlich bei 30 % der mit einer UVB des Eigenblutes behandelten Patienten.

Im Rahmen der Doppelblindstudie ließ sich allerdings bezüglich der Therapieergebnisse ein signifikanter Unterschied zwischen Behandelten und Scheinbehandelten nicht feststellen, so daß nach der Interpretation der Untersucher wahrscheinlich vor allem psychische (Plazebo-) und unspezifische Effekte die Besserung der Migränebeschwerden bedingten bzw. mitbedingten. Ungeachtet dieser Einschränkungen empfehlen die Untersucher die UVB des Eigenblutes für die Behandlung der Migräne als Zusatztherapie im Hinblick auch auf die gute Verträglichkeit und die geringen ökonomischen sowie zeitlichen und personellen Aufwendungen.

Wahrscheinlich könnte – das ist zumindest unsere Auffassung – durch eine bessere Vorauswahl der Patienten bei Bestimmung der Blutviskosität und durch eine daraus ableitbare Differentialindikation bei geeigneten Patienten eine höhere Quote an günstigen Therapieergebnissen erreicht werden.

Andere Indikationen

Akuter Hörsturz

Von einer ganzen Reihe von Hals-Nasen-Ohren-Ärzten wurden uns Mitteilungen über ihre günstigen Erfahrungen bei der Anwendung der UVB des Eigenblutes in Fällen von akutem Hörsturz und Tinnitus gegeben.

Kürzlich veröffentlichte *Liebscher* (103) eine umfassende Arbeit über seine Ergebnisse bei der Behandlung von Patienten mit akutem Hörsturz mit Hilfe der UVB des Eigenblutes. Er bezog nur Patienten mit idiopathischem Hörverlust (n = 34) in seine Studie ein, und er legte bei der Interpretation der Ergebnisse die äußerst strengen Richtlinien von *Gerhardt* zur Beurteilung der unterschiedlichen Formen der Behandlung des Hörsturzes an, um die Ergebnisse der einzelnen Behandlungsarten miteinander vergleichen zu können. Im Zusammenhang damit ist darauf zu verweisen, daß die größte Schwierigkeit beim Nachweis eines Therapieeffektes beim Hörsturz in der relativ hohen Rate von Spontanremissionen liegt. *Liebscher* (103) stellte bei der Behandlung mittels der UVB des Eigenblutes eine Besserung bei 82 % der Patienten fest. Im Vergleich dazu – es wurden 80 Publikationen mit Angaben über n = 3 896 Patienten mit akutem Hörsturz ausgewertet – wurden mit anderen Verfahren nur in durchschnittlich 65 % entsprechend günstige Ergebnisse erzielt. Wenn neben den guten Wirkungen zugleich die mehrfach genannten anderen Vorteile der UVB des Eigenblutes (günstige zeit-, personal- und materialökonomische Faktoren, Ungefährlichkeit) in Rechnung gestellt werden, verdient diese Methode zur weiteren Überprüfung und zur breiteren Anwendung empfohlen zu werden.

Unter Berücksichtigung der Tatsache aber, daß beim akuten Hörsturz pathogenetisch außer einer Störung der Mikrozirkulation andere Ursachen in Betracht zu ziehen sind, sollten vor der beabsichtigten Einleitung einer UVB des Eigenblutes auch bei den Patienten mit akutem Hörsturz hämorheologische Untersuchungen vorgenommen werden, als Voraussetzung für den gezielten Einsatz dieses Verfahrens.

Osteoarthrose

1987 berichteten *Frick* u. Mitarb. (48) über Langzeiteffekte in der Schmerzbehandlung von Osteoarthrosen mittels der UVB des Eigenblutes. Angeregt wurden sie zu ihren Untersuchungen durch ihre Beobachtungen über das Nachlassen auch von Gelenkschmerzen bei Patienten, die sie aufgrund peripherer arterieller Durchblutungsstörungen – Claudicatio-Beschwerden – mit der UVB des Eigenblutes behandelt hatten. Bei 46 Patienten mit Osteoarthrosen unterschied-

licher Lokalisation stellten sie eine deutliche Beeinflussung der Arthralgien fest. Dabei zeigten Arthrosen kleiner Gelenke mit 4,7 den besten Erfolgsscore (Erklärung s. Legende Tab. 3), Spondylarthrosen und Koxarthrosen mit 2,75 bzw. 3,0 die schlechtesten Werte. Im Mittel lagen die Scorewerte bei allen Patienten bei 3,45.

Lokale entzündliche Prozesse

Eine der wichtigsten Indikationen der UVB des Eigenblutes zur Zeit ihrer Einführung als therapeutische Maßnahme war die der Behandlung entzündlicher bzw. septischer Erkrankungen, eine Indikation, die mit der Entwicklung und Einführung von Sulfonamiden und Antibiotika rasch wieder aufgegeben wurde.

Von Interesse sind in diesem Zusammenhang aber Beobachtungen aus zahnärztlicher Sicht über eine schnellere Wundheilung und die Schmerzbeeinflussung bei der operativen Entfernung von Weisheitszähnen unter einmaliger Anwendung der UVB des Eigenblutes (9). Im Patientenurteil ergaben sich im Vergleich zur »Scheinbehandlung« deutliche Hinweise auf den günstigen Einfluß der UVB – bez. Schmerz, Schwellung, Zahl der benötigten Schmerztabletten –, ärztlicherseits aber – dazu wurden die Patienten durch einen »unabhängigen« Arzt am 5. postoperativen Tage nachun-

Tab. 3 Scorewerte der Beurteilung des klinischen Therapieerfolges in bezug auf Schmerzen und den Schwellungszustand der Gelenke. (Score: Beschwerdefreiheit = 5, wenig bzw. selten Restbeschwerden = 4, mäßig bzw. häufige Restbeschwerden = 3, Linderung = 2, Zustand unverändert = 1, verschlechtert = 0).

	Anzahl	Diagnosen	mittlerer Scorewert	Standardabweichung	t-Wert gegen 5	α
1.	16	Kniearthrosen	3,50 ±	1,41	3,05	0,01
2.	9	Koxarthrosen	3,00 ±	1,32	3,59	0,01
3.	8	Spondylarthrosen	2,75 +	1,56	3,34	0,01
4.	6	Sprunggelenksarthrosen	3,50 +	1,22	2,28	0,05
5.	7	Arthrosen der oberen Extremität	4,71 +	0,49	–	–

tersucht – fanden sich hingegen keine signifikanten Unterschiede zwischen UVB-Verum- und UVB-Scheinbehandlung. Eine verbindliche Aussage ist aus dieser Einzelpublikation (noch) nicht abzuleiten.

Hyperviskosität

Seit bekannt ist, daß durch die UVB des Eigenblutes eine erhöhte Blutviskosität, hierbei namentlich die Plasmaviskosität sowie die Erythrozytenaggregation, gesenkt werden kann, bietet sich die Behandlungsmöglichkeit bei allen jenen Erkrankungen an, die mit einer erhöhten Blutviskosität einhergehen, z. B.:
– Plasmozytom
– Morbus Waldenström
– Sklerodermie
– Rheumatoidarthritis u. a. m.
Seit einigen Jahren weiß man, daß bereits während einer normalen Schwangerschaft Viskositätserhöhungen auftreten können, bei Komplikationen einer Schwangerschaft aber, wie z. B. der intrauterinen somatischen Retardierung, sehr häufig extreme Erhöhungen vorliegen, vor allem im Plazentakreislauf. *Alexander* u. Mitarb. (2) aus unserer Arbeitsgruppe haben ausgehend von den Beobachtungen Patientinnen mit intrauteriner somatischer Retardierung mit der UVB des Eigenblutes behandelt. Obwohl der klinische Effekt (Wachstum der Feten) bislang noch nicht exakt zu beweisen war, konnte aber durch die Anwendung der UVB des Eigenblutes bei allen Patientinnen mit intrauteriner somatischer Retardierung die primär extrem erhöhte Plasmaviskosität in den Normalbereich gesenkt werden entsprechend einer Verbesserung der Mikrozirkulation.
Falls dieser eindeutige Effekt tatsächlich die Prognose dieser doch ernsten Komplikation einer Schwangerschaft – weitere Untersuchungen werden das zu belegen haben – verbessern sollte, wäre damit eine Möglichkeit zur Behandlung einer intrauterinen Retardierung gegeben. Zum ethischen Problem des Einsatzes der UVB des Eigenblutes bei Schwangeren sollte gesagt werden, daß ein Sauerstoffmangel bei Plazentainsuffizienz die intrauterine somatische Retardierung steigern kann, die UVB des Eigenblutes nach unseren Feststellungen (s. o.) aber das Gegenteil bewirkt und kanzerogene Wirkungen bei der von uns applizierten Strahlendosis nicht zu erwarten sind.

Psoriasis vulgaris

Bei Hautkrankheiten, insbesondere bei der Psoriasis vulgaris, gehört die Anwendung von ultraviolettem Licht seit Jahren zu einer Standardmethode. *Scherf* u. Mitarb. (143) verglichen in einer plazebokontrollierten Studie die therapeutische Wirksamkeit von extrakorporaler UV-Blutbestrahlung und UV-Bestrahlung der Haut bei chronisch stationärer Psoriasis. Extrakorporal wurde das Gerät nach *Wiesner* mit λ max. = 254 nm, zur Hautbestrahlung der Strahler NARVA UVS 65,2 verwendet.
Mit beiden Methoden konnte bei allen Patienten der venöse Sauerstoffpartialdruck gesenkt werden, was bei einem gleichbleibenden arteriellen Sauerstoffpartialdruck eine Erhöhung des Nutzfaktors η bedeutet. Der Schweregrad des Hautbefundes änderte sich signifikant jedoch nur nach der UV-Bestrahlung der Haut, nicht nach extrakorporaler UV-Bestrahlung des Eigenblutes.

Augenerkrankungen

Köster (90) sieht in der UVB des Eigenblutes eine Behandlungsmethode zur sinnvollen Erweiterung der Therapiemöglichkeiten in der Augenheilkunde und als Hauptindikation folgende:
– senile trockene Makuladegeneration
– spastischer oder embolischer Zentral- oder Astarterienverschluß
– chronisch-rezidivierende Augenentzündungen, wie Uveitiden und Neuritiden.

Bei venösen Verschlüssen sei hingegen mit der UVB des Eigenblutes kaum ein Erfolg zu erwarten, und bei der Behandlung einer diabetischen Retinopathie sowie von Episkleritiden erweise sich diese Methode als wirkungslos.

Bei der Untersuchung von 64 Patienten mit einer zentralen arteriosklerotischen Chorioretinopathie vor und während einer Serie von 14 UVB-Eigenblutbestrahlungen und bis zu einer Zeit von 6 Monaten danach ermittelte *Vogel* (173) aus der Arbeitsgruppe um *Köster* folgende Ergebnisse hinsichtlich
- des Fernvisus:
   signifikante Besserung bei 41,9 % der Patienten
   Konstanz des Visus bei 33,1 %
   Verschlechterung bei 25 %
- des Nahvisus:
   Verbesserung bei 32 % der Patienten
   Konstanz bei 48,4 %
   Verschlechterung bei 19,3 %

Die Wirkung der UVB des Eigenblutes ist zwar bei der zentralen arteriosklerotischen Chorioretinopathie nicht als Kausaltherapie anzusehen, stellt aber nach *Vogel* eine Behandlungsart dar, die in einem relativ großen Prozentsatz (41,9 % bzw. 32 %) den Fern- bzw. Nahvisus zu verbessern vermag, ein Ergebnis, das mit den sonst üblichen Therapiearten bisher nicht zu erreichen war.

Abschließende Bemerkungen

Immer dann, wenn den bewährten Methoden der »Schulmedizin« der erhoffte Erfolg versagt bleibt, wird der zum Helfen verpflichtete Arzt auch der Anwendung von »Außenseitermethoden« sich bedienen, und er ist das zu tun um so mehr berechtigt, wenn diese Methoden wie im Falle der UVB des Eigenblutes zu klinischen Erfolgen führen, zudem nur minimale Nebenwirkungen besitzen und letztlich im Hinblick auf den Personal-, Zeit- und Materialaufwand als ökonomisch zu werten sind.

Wir haben uns bemüht, in unseren Ausführungen über die Anwendungsmöglichkeiten der UVB des Eigenblutes einen Überblick über entsprechende Indikationen, Erfahrungen und Beobachtungen zu geben. Wir haben dazu nur jene Arbeiten zitiert und interpretiert, die wissenschaftlich fundiert erarbeitet und entsprechend begründet vorgelegt wurden, auf die Mitteilungen von Einzelbeobachtungen über wenige Patienten bei differenten Krankheitsentitäten hingegen bewußt verzichtet.

Die bisherigen klinischen Beobachtungen und Erfahrungen sowie die theoretischen Erkenntnisse über die Wirkungen der UVB des Eigenblutes lassen u. E. den Schluß zu, daß beim Vorliegen von Mikrozirkulationsstörungen, vor allem auf arteriosklerotischer Grundlage, ein Therapieversuch mittels UVB des Eigenblutes stets gerechtfertigt ist, insbesondere dann, wenn mit den herkömmlichen Therapiemethoden ein ausreichender Effekt nicht zu erzielen war.

Erfahrungen mit der HOT an der Endo-Klinik Hamburg

Klaus Buchholz

Biologische Heilverfahren können im heutigen hochtechnisierten Medizinbetrieb eine bedeutende Rolle spielen und müssen dabei nicht in Konkurrenz zur sog. Schulmedizin stehen. Daß die Kombination beider Behandlungsmethoden dem Patienten in hervorragender Weise helfen kann, sei am Beispiel der Behandlung mit HOT an der Endo-Klinik in Hamburg aufgezeigt.

Die Endo-Klinik ist eine Spezialklinik für Knochen- und Gelenkchirurgie. Sie wurde 1975 gegründet und hat es sich zur Aufgabe gemacht, als erste Spezialklinik auf diesem Gebiet Patienten mit Gelenkerkrankungen jeglicher Genese zu helfen. Zu ihrem Aufgabengebiet gehört die Implantation von Endoprothesen verschiedener Gelenkbereiche wie Hüft-, Knie-, Schulter-, Ellenbogen- und Sprunggelenk. Hinzu kommt ferner die Behandlung von Komplikationen nach künstlichem Gelenkersatz wie mechanische Prothesenlockerung, tiefe Infektion des implantierten Gelenkes, periartikuläre Verknöcherung oder Materialbruch der Endoprothese. Diese Spätkomplikationen nach künstlichem Gelenkersatz haben naturgemäß in den letzten Jahren nach langer Laufzeit der Endoprothesen zugenommen, und es steht zu erwarten, daß die Zahl der Reparatur- und Austauschoperationen in Zukunft weiter steigen wird; zeigen doch neuere Langzeitstatistiken, daß nach einer Laufzeit von 15–20 Jahren in ca. 20 % der Fälle mit einer Lockerung des Implantates gerechnet werden muß.

Zusammen mit der wachsenden Zahl der großen Gelenkersatz- und Austauschoperationen haben das zunehmende Alter und die Morbidität der Patienten dazu geführt, daß die Genesung und Rehabilitation nach künstlichem Gelenkersatz oftmals sehr mühsam ist: zu eingreifend war das operative Vorgehen für den alten Organismus gewesen und hat zu einer umfangreichen Traumatisierung des Gewebes geführt. Dies trifft insbesondere für die großen Austauschoperationen der Endoprothesen zu, wobei der Patient zusätzlich durch eine tiefe Infektion des Gelenkes geschädigt sein kann.

Neben der Operation ist auch der perioperative Einsatz starker Schmerz- und Narkosemittel belastend für den Patienten. Und auch die Gabe von Fremdblut, Fremdplasma und Gerinnungsfaktoren zählt in der Regel zu dem notwendigen Beiwerk großer Gelenkersatzoperationen. Die mit der Fremdblutgabe verbundenen immunologischen Auswirkungen und das immer noch nicht gelöste Problem der Übertragung von Viruserkrankungen durch Blutkonserven und deren Derivate haben an der Endo-Klinik zum Ausbau des Eigenblutsystems geführt und den weitgehenden Verzicht auf Fremdblutkonserven möglich gemacht.

Trotz dieser wichtigen Maßnahme bleibt festzustellen, daß durch die großen Gelenkersatzoperationen bei älteren und alten Menschen die Grundprobleme des Gewebestoffwechsels in besonderem Maße berührt sind. So sind die Pathomechanismen dieser eingreifenden Operationen dieselben wie bei der arteriellen Verschlußkrankheit, an deren Ende ebenfalls eine nutritive Durchblutungsstörung mit ihren Folgeerscheinungen steht. In Anlehnung an das Arbeitsschema von *Wiesner* wurde folgende Kausalkette bei postoperativen Schwächezuständen aufgestellt, welche den verhängnisvollen Circulus vitiosus für die gestörte Gewebenutrition aufzeigen soll (Abb. 1). Klinisch zeigen sich bei diesen Patienten nach großen gelenkchirurgi-

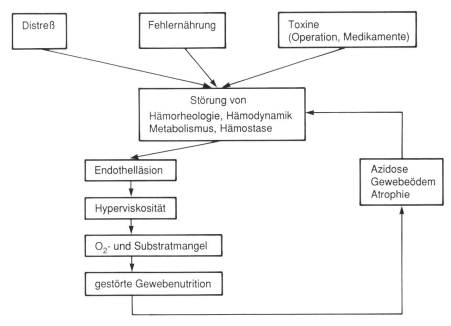

Abb. 1   Pathomechanismen der postoperativ gestörten Gewebenutrition (Schema in Anlehnung an *Wiesner*) (S. 18).

schen Eingriffen eine allgemeine körperliche Schwäche, Inappetenz, Seh- und Hörstörungen, Konzentrationsstörungen sowie oftmals eine reaktive Depression (Tab. 1).

Diese postoperativen Krankheitsbilder stellen an der Endo-Klinik die Hauptindikation für die HOT dar. In der Regel kommt diese erst dann zum Einsatz, wenn andere medikamentöse oder physikalische Maßnahmen versagt haben. Zahlenmäßig treten die anderen Indikationsbereiche für die HOT (Tab. 3) in den Hintergrund. Auch die präoperative Behandlung mit HOT zur Verbesserung der Abwehrlage des Organismus wird zur Zeit nur in besonderen Fällen durchgeführt, kann in Zukunft aber an Bedeutung gewinnen angesichts notwendiger Operationen sehr alter und polymorbider Patienten.

Es ist deutlich zu erkennen, daß all die genannten Krankheitsbilder auf einen gestörten Gewebestoffwechsel zurückge-

führt werden können. Dies ist der Ansatzpunkt für die HOT, welche über ihre spezifische Wirkung auf die hochmolekularen Plasmaeiweiße und die Fluiditätserhöhung des Blutes eine Verbesserung der Sauerstoffutilisation des Gewebes bedingt und damit ihre spezifische Wirkung auf das geschädigte Gewebe ausübt (Tab. 2).

Wir führen die HOT mit dem UV-Med-S-Gerät durch, nachdem zuvor durch eine klinische Untersuchung die Indikation festgelegt und die bekannten Kontraindikationen ausgeschlossen wurden. Eine medikamentöse Zusatztherapie erfolgt nicht, auch keine spezielle Diät. Die individuelle medikamentöse Therapie einschließlich der medikamentösen Thromboseprophylaxe läuft in der Regel unverändert weiter. Die HOT beginnt üblicherweise in der 2.–3. postoperativen Woche und umfaßt insgesamt 6 Behandlungen.

Die Indikationsstellung zur HOT liegt

beim Arzt, der auch den Therapieerfolg beurteilen muß und sich hierbei vorwiegend an den subjektiven Patientenangaben orientiert; aber auch die Stellungnahmen des Pflegepersonals, der Mitpatienten und Angehörigen sind für die

Tab. 1 Symptome der postoperativ gestörten Gewebenutrition

- allgemeine Schwäche
- Konzentrationsstörungen
- Seh- und Hörstörungen
- Inappetenz
- reaktive Depression

Tab. 2 Wirkungsmechanismen der HOT

1. Fluiditätserhöhung des Blutes
2. Aktivierung der Phagozytose
3. Verbesserung der Sauerstoffutilisation
4. Verbesserung der Mikrozirkulation

Tab. 3 Indikationen zur HOT-Behandlung (Endo-Klinik Hamburg)

n = 6 112 Patienten

postoperative Schwächezustände	87 %
präoperative Vorbereitung	2,9 %
Sudeck-Syndrom	1,5 %
andere Indikationen	8,6 %

Tab. 4 Behandlungsergebnisse

Kategorie I: sehr gutes Behandlungsergebnis
Kategorie II: gutes Behandlungsergebnis
Kategorie III: kein Therapieeffekt

Tab. 5 Behandlungsergebnisse nach HOT (Endo-Klinik Hamburg)

n = 1 612 Patienten

Kategorie I	17,3 %
Kategorie II	68,5 %
Kategorie III	14,2 %

Einordnung des Therapieeffektes von großer Wichtigkeit. Da es sich bei den genannten Indikationen zur HOT in der Regel um Krankheitsbilder handelt, die sich nicht mit absoluten paraklinischen Daten erfassen lassen, ist diese Art der Erfolgsbeurteilung der HOT gerechtfertigt.

Wir überblicken jetzt einen Zeitraum von 12 Jahren mit der HOT an der Endo-Klinik, die wir bei mehr als 1 600 Patienten durchgeführt haben (Tab. 3). In den Dokumentationsbögen wird nach Abschluß der HOT aufgrund der klinischen Untersuchung und der Personal- und Patientenangaben das Behandlungsergebnis in drei Kategorien eingeteilt. Unter Kategorie I fallen Patienten mit einem sehr guten Behandlungsergebnis, unter Kategorie II Patienten mit einem guten bis befriedigenden Behandlungsergebnis und unter Kategorie III werden die Patienten eingeordnet, bei denen sich ein sicherer Therapieeffekt nicht nachweisen ließ (Tab. 4).

Über 80 % unserer Patienten konnten in Kategorie I und II eingeordnet werden und wiesen somit ein gutes bis sehr gutes Behandlungsergebnis nach der HOT auf, d. h. sie fühlten sich deutlich frischer, die postoperativen Kreislaufbeschwerden sowie Seh- und Hörstörungen schwanden und die Inappetenz ließ sich beheben (Tab. 5). Auch für die Angehörigen und das Pflegepersonal waren diese Befundbesserungen zumeist gut nachvollziehbar. Nur in 14,2 % der Fälle konnte keine Beschwerdebesserung beobachtet werden. Zusammen mit der Besserung des klinischen Befundes konnte oftmals auch eine Normalisierung pathologischer Laborparameter beobachtet werden. Zugleich ergab sich nicht selten eine Verkürzung der vorgesehenen Verweilzeit im Krankenhaus.

Zusammenfassend sei festgestellt, daß die guten Behandlungsergebnisse mit der HOT im Rahmen einer großen Spezialklinik für Knochen- und Gelenkchirurgie auch im 12. Anwendungsjahr nachzuweisen sind. Diese Therapie hat sich in unserer Klinik einen festen Platz in der Nachbehandlung nach großen Gelenkersatzoperationen erworben. Sie trägt dazu bei, daß auch bei alten Patienten die Rehabilitation nach diesen Eingriffen erfolgreich abgeschlossen werden kann.

Therapie in der Praxis

HOT in der Praxis

Margret Krimmel

Arterielle Verschlußkrankheit (AVK)

Die klinische Manifestation einer Durchblutungsstörung tritt auf, wenn im Bereich einer Strombahneinengung das Blutvolumen nur noch ca. 25 % beträgt. Die chronische periphere AVK wird in 4 Stadien nach Fontaine eingeteilt.

Stadium I: Durch Mangel an Kompensationsmechanismen (bei ausreichender Durchblutungsreserve) sind Beschwerden wie Kältegefühl in den Füßen, Ermüdbarkeit der Beine und Parästhesien äußerst konkret. Diagnostische Hinweise auf die AVK können mit Hilfe der Palpation, Auskultation, Ultraschall-Dopplertechnik u. a. erbracht werden.

Stadium IIa: Belastungsschmerz (Claudicatio intermittens) ohne erhebliche Einschränkung der schmerzfreien Gehstrecke. Durchblutungsreserven müssen noch vorhanden sein.

Stadium IIb: Belastungsschmerz mit Einschränkung der schmerzfreien Gehstrecke unter maximal 200 m. Starke Reduktion von Durchblutungsreserven.

Im Stadium IIa kann die Diagnose periphere AVK schwierig sein, wozu auch die unsicheren Aussagen der betroffenen Patienten mit beitragen.

Stadium III: Ruheschmerz.

Stadium IV: Ischämische Gewebsläsion (Nekrose) mit wesentlicher Verstärkung des Ruheschmerzes. Der Patient versucht sich Linderung zu verschaffen, indem er die Beine aus dem Bett hängt.

Bei 40–50 % der Patienten mit einer pAVK liegt eine diabetische Stoffwechsellage vor. Zunächst denkt man bei der Therapie der pAVK an gefäßerweiternde Maßnahmen. Vasodilatorische Substanzen sind im Stadium IIa und b noch wirksam, wenn die Voraussetzungen für einen funktionstüchtigen Kollateralkreislauf gewährleistet sind.

Bei den Stadien III und IV können vasodilatierende Effekte verhängnisvoll werden, wenn der zentrale Blutdruck drastisch abfällt, der kollaterale Druckgradient soweit absinkt, daß der daraus resultierende zu geringe Kapillardruck die nutritive Durchblutung der distalen ischämischen Gliedmaßenpartien nicht mehr gewährleistet. Die Folge ist eine gestörte Substrat- und Sauerstoffversorgung des poststenotischen Gewebes. Es kommt dann rasch zur Nekrosenbildung im akralen Haut- und Muskelbereich bei einer Mehrdurchblutung der proximalen Gefäßareale. Daher sind bei der AVK im Stadium III und IV Gefäßdilatanzien kontraindiziert. Kurzfristige medikamentöse Maßnahmen durch intraarterielle Infusionen, z. B. von Prostaglandin E, können zur Verminderung des Ruheschmerzes und zur Abheilung von Ulzera eingesetzt werden. Sie sind jedoch sehr kostenaufwendig, nur kurzfristig einzusetzen und benötigen stationäre Behandlung.

Die AVK im Stadium IIb und III spricht besonders gut auf die HOT an. Im Mittelpunkt steht die Verbesserung der Mirkozirkulation und der Fließeigenschaften des Blutes. Senkung der Blutviskosität mit Verminderung der Erythrozytenaggregation, Hemmung bzw. Verminderung der Thrombozytenaggregation, die Erhaltung und Verbesserung eines Thromboxan-Prostazyklin-Gleichgewichtes und Verbesserung der O_2-Utilisation sind das vorrangige Ziel der Behandlung der AVK mit HOT (4, 11, 33, 52, 55, 59, 93, 96, 112, 128, 142, 195–199).

In meiner Allgemeinpraxis wurden während 15 Jahren insgesamt 243 Patienten mit peripheren arteriellen Durchblutungsstörungen über einen Zeitraum von 4 Wochen bis zu 12 Jahren mit HOT behandelt. Alle vorausgehenden therapeutischen Maßnahmen waren ohne dauerhaften Erfolg geblieben. Die Patienten wurden zuerst zweimal wöchentlich und dann in immer größeren regelmäßigen Intervallen, später alle 4–6 Monate mit einer HOT behandelt.

Voraussetzungen waren die genaue Erhebung des angiologischen Status und die regelmäßige Kontrolle der Lagerungsprobe nach Ratschow, Bestimmung der mittleren Gehstrecke bis zum Auftreten von Schmerzen in der Wadenmuskulatur, Inspektion, Gefäßpalpation, Auskultation (dabei ist zu berücksichtigen, daß erst nach einer Lumeneinengung von mehr als 50 % Stenosegeräusche auftreten). Außerdem wurden regelmäßig die laborchemischen Parameter kontrolliert.

In Zusammenarbeit mit zwei Angiologen wurden vor Beginn der HOT und während der Behandlung sonographische und oszillographische Kontrollen durchgeführt, und zwar bei etwa jedem dritten der mit HOT behandelten Patienten.

Ergebnisse 1974–1989:

Stadium nach Fontaine	Zahl der Patienten	Subjektive und objektive Besserung nach HOT	%
I	19	19	100
II	129	123	96
III	79	53	68
IV	24	10	40
	251	205	

Diese zeigten nach der Behandlung keine Rückbildungen der Gefäßveränderungen, obwohl es zu einer signifikanten subjektiven und objektiven Besserung der Beschwerden gekommen war.

Die mittlere Gehstrecke ließ sich nach Behandlung mit HOT wesentlich verbessern, Nekrosen und Ulzerationen im Stadium IV zeigten Abheilungstendenz. Bei 63 Patienten im Stadium III und IV kam es zu einer signifikanten Besserung des Beschwerdebildes. Bei vielen Patienten konnte das Stadium IV in das Stadium III und das Stadium III in das Stadium IIb übergeführt werden.

Gute Ergebnisse zeigten im Stadium II–IV 150 von 232 Patienten = 65 %. Die mittlere Gehstrecke erhöhte sich auf mehr als das *Vierfache*. Befriedigende Ergebnisse zeigten sich bei 35 Patienten (= 15 %). Die mittlere Gehstrecke erhöhte sich auf das Zwei- bis Vierfache. Keine oder unzureichende Ergebnisse zeigten 47 Patienten, bei denen sich die mittlere Gehstrecke auf maximal das Doppelte verbessern ließ. Bei der letztgenannten Patientengruppe von 31 % wurde bei 30 Patienten eine diabetische Stoffwechsellage nachgewiesen. 15 weitere Patienten litten an einem metastasierenden Karzinom, zwei Patienten standen unter Kortisonbehandlung wegen eines endogenen Ekzems bzw. eines Asthma bronchiale.

Weitere therapeutische Maßnahmen neben der HOT:

a) Die Bewegungstherapie, das aktive Gefäßtraining. Es zeigt besonders gute therapeutische Effekte bei den Stadien IIa, IIb und III nach Fontaine, soll jedoch nicht gleichzeitig zur HOT verordnet werden, da das bei körperlicher Arbeit im Muskel auftretende Laktat bei der HOT als Quencher wirkt (96, 127).

b) Neuraltherapeutische Injektionen an den unteren Grenzstrang im Bereich L_3–L_5, an die Narben, an die A. femoralis, rund um ein Ulcus cruris und an fragliche Störfelder.

c) Ernährungsumstellung, Gewichtsreduktion, reichliche Flüssigkeitszufuhr, Verzicht auf tierisches Eiweiß.
d) Wiederholt Aderlaß unter Kontrolle des Hämatokritwertes zur Hämodilution (wenn Indikation dazu besteht).
Im übrigen wurde die Medikation von Herzglykosiden und Antidiabetika fortgesetzt.
Kortikosteroide, azetylsalizylsäurehaltige Medikamente sowie die Vitamine A und E müssen abgesetzt werden, da sie als Scavenger wirken und die Wirksamkeit der HOT beeinträchtigen bzw. verhindern. Ähnliches gilt für die Askorbinsäure (Vitamin C).

Ein statistischer Vergleich (127) mit rein medikamentöser Therapie von vier verschiedenen Autoren zeigt signifikant, daß bei der HOT sowohl das Therapieergebnis als auch die Behandlungsdauer der medikamentösen Therapie überlegen sind. Bewertungsmaßstab war ausschließlich die Zunahme der Gehstrecke. Folgende Patientenkollektive mit dem gleichen Stadium der AVK wurden miteinander verglichen: Anzahl der Patienten mit medikamentöser Therapie: 268. Anzahl der Patienten mit HOT: 268. Zahlreiche Beobachtungen der HOT-Ärzte bestätigen diese Ergebnisse bei der Behandlung peripherer arterieller Durchblutungsstörungen (6, 43, 49).

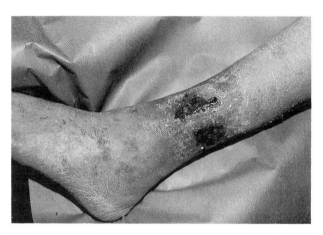

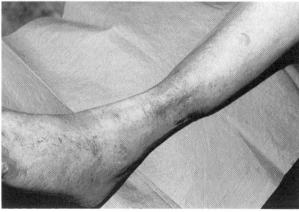

Abb. 1 und 2: AVK Stadium III mit Ulcus cruris seit 2 Jahren. Patient 82 Jahre alt, vor und nach 6 HOT.

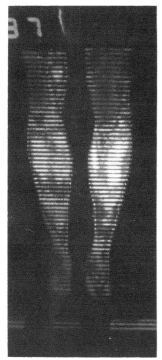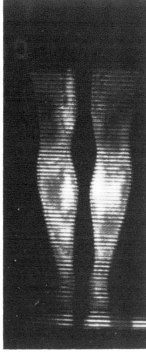

Abb. 3 und 4: AVK Stadium III, fotothermische Kontrollen vor und nach 5 HOT (Prof. Anna, Hannover).

Exakte Vergleichsuntersuchungen unter Standardbedingungen an ausgewählten Patientenkollektiven werden augenblicklich an Universitätskliniken durchgeführt.

Zerebrale Durchblutungsstörungen

Die intakte Hirnfunktion ist abhängig von der uneingeschränkten Zufuhr und damit von der effektiven Versorgung des Gehirns mit Sauerstoff und Glukose. Die Hirndurchblutung unterliegt einer Autoregulation. Sie wird u. a. gesteuert durch den Blutdruck und den CO_2-Partialdruck im arteriellen Blut.

HOT ist ein wertvolles therapeutisches Adjuvans bei Patienten mit zerebrovaskulärer Insuffizienz, also auch bei allen alten und alternden Patienten. Sie verbessert die Mikrozirkulation und erhöht die ATP-Konzentration (59). Diese physiologischen Veränderungen führen zum vermehrten Abbau der Glukose und dadurch zu zusätzlichem Energiegewinn. Die Sauerstoffversorgung und Sauerstoffutilisation werden signifikant gebessert. *Klink* hat 1984 mit einer Dissertation an der Universität Jena die signifikante Verbesserung der Hirnleistung, Verbesserung sinnlicher Wahrnehmungsprozesse, der verbalen Merkfähigkeit und Steigerung der Konzentrationsfähigkeit nachgewiesen. (22, 88)

Praxisstudie: In meiner Praxis wurden während der vergangenen 12 Jahre 210 Patienten mit zerebrovaskulärer Insuffizienz behandelt: 12 Patienten litten an Zustand nach transitorisch ischämischen Attacken (TIA), 8 Patienten an reversiblen ischämischen neurologischen Infarkten (RIND), 58 Patienten an Zustand nach apoplektischem Insult, 138 Patienten an zerebrovaskulärer Insuffizienz mit Störung der Konzentrations-

und Merkfähigkeit, Störung des Schlaf-Wach-Rhythmus.
Bereits nach ca. 4 HOT waren zwei Drittel der Patienten zeitlich und örtlich besser orientiert. Gedächtnis- und Merkfähigkeitsstörungen waren geringer, der Schlaf-Wach-Rhythmus normalisierte sich. Nach 10–12 HOT konnten diese Patienten sich wieder voll in den Tagesablauf einordnen. Bei 30 Patienten bildete sich eine passagere Halbseitensymptomatik mit Lähmungen wieder zurück. Besonders deutlich traten die Verbesserungen nach Behandlung mit HOT bei Zustand nach hämodynamischem Insult auf.

Koronare Herzkrankheit

KHK, auch als ischämische Myokardkrankheit bezeichnet, beruht auf gefäßbedingten Perfusionsstörungen, die zu Struktur- und Funktionsänderungen des Herzmuskels führen. Verantwortlich ist ein Mißverhältnis zwischen Sauerstoffangebot und Sauerstoffbedarf. Die normale Sauerstoffausschöpfung im Myokard ist sehr hoch. Das Koronarvenenblut weist eine Sauerstoffsättigung von nur 30 % auf gegenüber einer Sauerstoffsättigung von 70 % im sonstigen Venenblut. Es kommt zu Mikrozirkulationsstörungen im Myokard.
Die Erfahrung zeigt, daß die Kombination der HOT mit Betablockern, Nitrokörpern, Digitalis- oder Kalziumantagonisten zu einer Verbesserung der Mikrozirkulation und somit zu einer Stabilisierung des Zustandes der Patienten führt.
Durch gleichzeitige HOT-Behandlungen können Medikamente eingespart werden. Prophylaktisch kann die regelmäßig durchgeführte HOT beim Koronarkranken die Mikrozirkulation und Sauerstoffperfusion im Myokard stabilisieren. Die Gefahr eines akuten Herzinfarktes wird so verringert. *Ganelina* u. Mitarb. haben bereits 1982 auf die Therapie von Stenokardien mit UVB hingewiesen. (56)

Praxisstudie: 70 Patienten mit therapieresistenten Stenokardien wurden mit HOT behandelt. 47 Patienten zeigten einen anhaltend guten Effekt, der Nitratverbrauch konnte um 10 % gesenkt werden, die Lebenserwartung war verlängert.
HOT ist ein wertvolles therapeutisches Instrument zum Schutz gegen Myokardischämiefolgen und zur Infarktprophylaxe, wie auch eine wertvolle Begleittherapie bei der Angina pectoris simplex, bei Koronarinsuffizienz, bei der Infarktrehabilitation, bei der Myokardinsuffizienz, bei der Herzinsuffizienz und beim sog. Altersherz (56, 75, 106, 180, 181).

Endangiitis obliterans

Ätiologie und Pathogenese der vorwiegend proliferativen und granulomatösen hyperergischen Gefäßentzündungen, die sich primär in einer obliterierenden Wu-

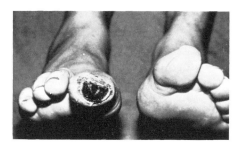

Abb. 5:   40jähr. Mann mit Endangitis obliterans. Pat. war bereits invalidisiert (19.1.81).

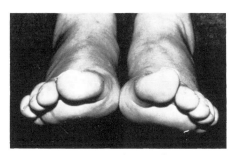

Abb. 6:   Nach 8 HOT (26.5.81) war der Patient beschwerdefrei. Wiederaufnahme der Arbeit.

cherung der Intima manifestieren, sind noch ungeklärt. Es besteht eine konstitutionelle Krankheitsbereitschaft, da fast ausschließlich Männer unter 45 Jahren erkranken. Häufig gehen den Erkrankungen über Monate rezidivierende Thrombophlebitiden voraus. Die Erkrankung verläuft in Schüben und kann mit erhöhter Körpertemperatur einhergehen.

Durch die Biosynthese des Prostaglandin E und Prostazyklin sowie durch die zusätzliche Bereitstellung von molekularem Sauerstoff und Verbesserung der

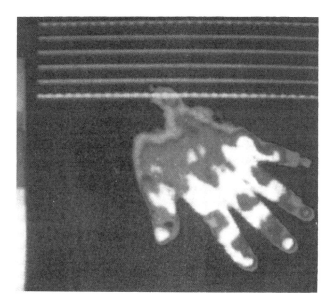

Abb. 7a und b: Fotothermische Kontrollen einer Endangiitis obliterans der Hand. Patient 40 Jahre alt.

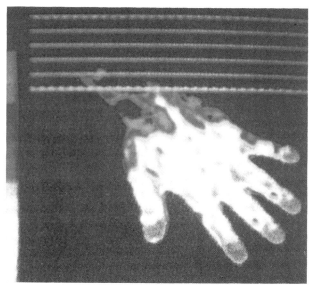

Abb. 7b: Zustand nach 8 HOT.

Zellatmung kann die HOT nicht nur in die Kausalkette der AVK, sondern auch in die der Endangiitis obliterans eingrei- fen (32). Die HOT kann nach Erfahrung vieler Ärzte dem Patienten eine Amputation ersparen.

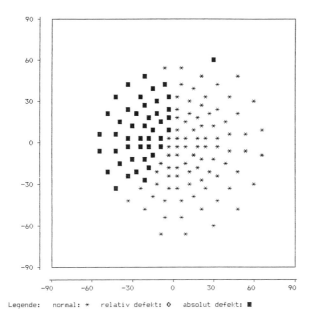

Abb. 8: 65jähr. Pat. mit Diabetes mellitus AVK Stad. IV. Gangrän re. Vorfuß. 1987 Bypass-op. re. April 1988 Homonyme Hemianopsie rechts.

Legende: normal: *   relativ defekt: ◊   absolut defekt: ■

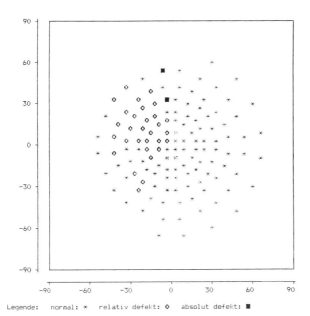

Abb. 9:   HOT in 1–2wöchentlichen   Abständen. Juli 1989 Verbesserung des Gesichtsfeldes um 80 %. Der Patient malt wieder und fährt wieder seinen PKW. Befund des behandelnden Augenarztes am 24. 7. 89: Das Gesichtsfeld hat sich gebessert von einer fast kompletten homonymen Hemianopsie zu einem relativen homonymen Quadrantendefekt links.

Legende: normal: *   relativ defekt: ◊   absolut defekt: ■

Ophthalmologische Erkrankungen

Die Erfahrungen von HOT-Ärzten zeigen, daß die chronisch rezidivierende Iridozyklitis einen rascheren und rezidivfreien Heilungsverlauf zeigt, wenn der Patient regelmäßig mit HOT behandelt wird. Bei der Uveitis posterior und der Chorioretinitis liegen bisher keine positiven Ergebnisse vor, jedoch zeigen arterielle und venöse Durchblutungsstörungen, die sofort mit HOT behandelt werden, einen günstigeren Verlauf und rasche Funktionsbesserungen (90, 91, 108, 110, 173). Siehe Abb. 8 und 9.

Gefäßerkrankungen am Augenhintergrund und auch Sehnervenentzündungen sind für den Einsatz der HOT gut geeignet. Von den degenerativen Erkrankungen des Auges spricht die trockene Verlaufsform der Makuladegeneration besser an als die feuchte.

Bei der diabetischen Retinopathie konnten auch bei sog. Therapieversagern noch Erfolge erzielt werden. Dabei ist jedoch zu bedenken, daß häufigere Anwendungen der HOT (bis zu dreimal wöchentlich) notwendig sind. Viele HOT-Ärzte weisen immer wieder darauf hin, daß bei ihren älteren Patienten sich nach der HOT die Visuswerte im Durchschnitt um das Doppelte, bei jüngeren Patienten um das Drei- bis Vierfache verbesserten. In jedem Fall wurde die Progredienz der Erkrankung verhindert, statistisch kam es nur bei etwa 1 % der Patienten zu einer Visusverschlechterung. Die Ergebnisse sind besser als bei einer vergleichsweisen Pentoxifyllin-(Trental®-) Behandlung (126).

Geriatrische Erkrankungen

Im Mittelpunkt des Altersprozesses beim Menschen steht der Zustand des Mesenchyms, des Grundsystems (nach *Heine*). Normalerweise ändern sich vom 10.–65. Lebensjahr die Stoffwechselvorgänge im Mesenchym nicht, d. h. es wird etwa ab dem 10. Lebensjahr ein »steady-state« erreicht unter der Voraussetzung, daß sich der fein eingespielte Prozeß von Synthese und Abbau in einem dynamischen Gleichgewicht befindet.

Im Alter verringern sich die anabolen Aktivitäten, die Syntheseleistung der Zellen geht zurück und katabole Prozesse gewinnen die Oberhand. Die Transitstrecken verdichten und verdicken sich, so daß der Stoffaustausch in einem Circulus vitiosus zunehmend leidet. Es werden immer mehr Stoffwechselabbauprodukte im interstitiellen Bindegewebe, im Mesenchym, abgelagert.

Die Abläufe sind physiologisch, und Altern ist ein unausweichlicher Prozeß. Der Mensch altert in dem Maße, in dem sein Mesenchym altert. Schließlich treten chronisch-entzündliche Krankheiten, Sklerosen und Malignome auf (28, 153, 158).

Die HOT vermag als eine Stimulations- und Anregungstherapie sowie durch verbesserte Sauerstoffzufuhr und -utilisation die Funktionstüchtigkeit der Grundsubstanz bis in das hohe Alter zu erhalten. Die Entstehung der Arteriosklerose wird verlangsamt. Die Verbesserung der Mikrozirkulation gewährleistet eine Zunahme der zerebrovaskulären und koronaren Durchblutung. Die Menschen bleiben bis ins hohe Alter körperlich und geistig rege, interessiert, sie haben keine Schlafstörungen, der Arzneimittelbedarf wird reduziert (158). Nach Möglichkeit soll auf nebenwirkungsarme Arzneimittel übergegangen werden wie Biologika, Phytotherapeutika oder Homöopathika. HOT wirkt somit lebensverlängernd und kann die Lebensqualität des alten und alternden Menschen verbessern.

Fallbeispiel (zit. aus 158): 87jähriger Mann in gutem EZ und altersbedingtem AZ.

Seit 20 Jahren besteht ein nicht insulinpflichtiger Diabetes. Seit 10 Jahren wird ein Altersherz behandelt – gelegentlich auftretende Dekompensationszeichen mit intermittierenden Digitalisgaben. Seit ca. 5 Jahren variabel auftretende Anzeichen von Zerebralsklerose: Kopfschmerzen, Schlafstörungen, Konzentrationsmangel, Vergeßlichkeit, letztere auffallend intensiv nach bescheidenem Alkoholgenuß.

Seit 2 Jahren ist ein Prostatakarzinom bekannt. Vom Urologen war eine Operationsempfehlung nicht ausgesprochen worden. Metastasen traten im Beckenkamm und Kreuzbein auf. Deshalb auf Vorschlag des Urologen Orchidektomie. Der freundliche und ruhige Patient ist nach dem an sich unkomplizierten Eingriff, der allerdings in Vollnarkose durchgeführt wurde, verwirrt und aggressiv, schlägt auf Schwestern und Pfleger ein, reißt sich die Infusionskanüle aus der Vene und übersteigt mehrfach den eigens erhöhten Bettrand. Er beruhigt sich nur in Anwesenheit seiner Frau, die einige Tage bei ihm im Zimmer bleiben muß. Nach der Entlassung ist der Patient erschöpft, verwirrt, wenig ansprechbar, verliert den Tag-Nacht-Rhythmus und näßt ein, weil er mit der Kleidung nicht mehr zurechtkommt.

Die HOT, sechsmal durchgeführt (zweimal wöchentlich), bringt schnelle Besserung, normalen Schlaf, Wiederkehr der normalen Funktionsabläufe: Anziehen, Waschen, Toilette.

Damit ist auch das Einnässen behoben. Der Patient wird wieder freundlich, gesprächsbereit, zugewandt. Als intermittierend nächtlich Unruhe und tags darauf Desorientiertheit auftreten, stellt sich eine Kleinstdosis Rotwein als Ursache heraus. Der Patient ist heute sozial eingeordnet, macht mit seiner Frau zusammen Spaziergänge und Einkäufe, auch größere Reisen, zum Teil mit längerem Hotelaufenthalt.

Erfahrungen aus der Praxis: 30 Patienten nach apoplektischem Insult: Bereits nach etwa 6–8 HOT konnte bei 75 % eine verbesserte Hirnleistung beobachtet werden. Die anfängliche Konzentrationsschwäche, Störung des Schlaf-Wach-Rhythmus und die Gedächtnisstörungen als Symptomatik der zerebrovaskulären DBS wurden oft in erstaunlicher Weise gebessert. Besonders deutlich trat diese Verbesserung bei Zustand nach apoplektischem Insult auf. Es kam zur Verbesserung sinnlicher Wahrnehmungsprozesse und der verbalen Merkfähigkeit, wie auch zur Steigerung der Konzentrationsfähigkeit.

Venöse Durchblutungsstörungen

Nach epidemiologischen Studien klagen heute jede zweite Frau und jeder vierte Mann über venös bedingte Beinbeschwerden wie »schwere Beine«, abendliche Beinödeme, Wadenkrämpfe, Schmerzen und Parästhesien. Entzündliche und obliterierende Folgekomplikationen sind Thrombophlebitis und Lungenembolie. Die chronisch-venöse Insuffizienz und das postthrombotische Syndrom mit chronischem Ulcus cruris venosum treten häufiger auf.

Das postthrombotische Syndrom ist das venöse Gegenstück der schweren arteriellen Durchblutungsstörung. Ersteres führt zum Untergang von Gewebe durch mangelnde Entsorgung, letzteres ruft Insuffizienz der Versorgung hervor. Beide bewirken aufgrund des mangelhaften Blutflusses im Endeffekt eine ähnliche Situation.

Zur Therapie der venösen Durchblutungsstörungen und ihrer Folgekomplikationen bietet sich die HOT mit ihren mikrozirkulatorischen und hämorheologischen Wirkungen an. Meist verschwinden die venös bedingten Beschwerden bereits nach wenigen HOT, die entzündlichen und obliterierenden Veränderungen heilen ab.

Selbstverständlich sollten zudem elastisch fixierte Kompressionsverbände und bei Bedarf auch lokale antiphlogistische Maßnahmen sowie eine rasche Mobilisation und eine Ernährungsumstellung durchgeführt werden.

Wirkung der HOT bei arteriellen und venösen Durchblutungsstörungen
1. Es wird vermutet, daß HOT die Induktion der Arachidonsäurekaskade in den Gefäßwänden bewirkt mit der Entstehung unterschiedlich agierender Prostanoide, besonders des Prostazyklins, dem stärksten Inhibitor der Aggregation der Thrombozyten. Ein wissenschaftlicher Nachweis ist sehr schwierig, da nur extrem niedrige Spiegel endogener Prostaglandine vorhanden sind und die quantitative Erfassung erschweren (167, 206).
Wie bereits beschrieben, kommt es bei der HOT zu:
2. Verbesserung der Fließeigenschaften des Blutes und damit der Mikrozirkulation (4, 33, 59, 96).
3. Freisetzung der Scavenger-Enzyme: Superoxiddismutase, Katalase, der selenabhängigen Glutathionperoxidase, den Glutathiontransferasen u. a. (96, 118, 162).
4. Zytolyse der Leukozyten *(Pischinger, Heine)* mit immunmodulierender Wirkung (73).
5. Spaltung der Wasserstoff-(H^+-)Brücken der Albuminmoleküle des Blutplasmas in Halbmoleküle *(Segal u.Dehmlow)*. Diese setzen sich mit ihrem positiven Pol an die Membranen erregter, entzündeter Zellen, drängen erregte Zellen in den Ruhezustand zurück. Sie unterdrücken gleichzeitig die Endozytose und damit die intrazelluläre Vermehrung von Viren und Bakterien (23, 24).

Thromboseprophylaxe

In der Thrombogenese geht es um eine Vielfalt von pathogenetischen Mechanismen, die verschließende Gerinnungsvorgänge in der Strombahn von Arterien

oder Venen bewirken. Als Folge von Strömungshindernissen kann eine verminderte Fließfähigkeit des Blutes in der Mikrozirkulation entstehen. Die Viskosität nimmt zu, die Erythrozyten werden rigide. Da der normale Erythrozytendurchmesser das Doppelte der Weite der Kapillaren beträgt, kommt es bei Elastizitätsverlust der Erythrozyten rasch zur Stase (84, 183, 193).
Mikrozirkulatorische Aspekte spielen für die Therapie der arteriellen und venösen Durchblutungsstörungen, aber auch der koronaren Herzkrankheit und zerebralen Durchblutungsstörung – besonders nach apoplektischen Insulten – eine wichtige Rolle. Sie fehlen noch immer in der routinemäßigen Betrachtungsweise. Jeder fünfte Koronarpatient leidet auch an einer beeinträchtigten myokardialen Mikrozirkulation, ebenso der Patient mit einer zerebrovaskulären Insuffizienz. Im Mittelpunkt der Thromboseprophylaxe steht die Behandlung der gefäß- und strömungsbedingten Defekte, stehen die mikrozirkulatorischen und hämorheologischen Aspekte, steht das veränderte Strömungsverhalten der Erythrozyten und das Kommunikationsverhalten der Kapillarwände gegenüber dem Gewebe.
Das Minimalergebnis, der mehr oder weniger belanglose Verschluß einer kleinen Vene, sollte bereits eine Thromboseprophylaxe veranlassen, bevor das maximale Ereignis, z. B. eine Lungenembolie oder ein Myokardinfarkt, eintritt.
Die Hämatogene Oxidationstherapie ist für alle Patienten mit Thromboseneigung eine sichere Methode in der Hand des praktizierenden und klinisch tätigen Arztes. Die Wirkung auf die Hämorheologie, die Normalisierung der Fließeigenschaften des Blutes und der Mikrozirkulation wurden an anderer Stelle dieses Buches ausführlich beschrieben.
Wichtig ist die Bestimmung des Hämatokritwertes. Ein Hämatokritwert um 33 % gewährleistet die größte Sauerstoff-

transportkapazität des Blutes. Ein hoher Hämatokritwert hingegen fördert die Erythrozytenaggregation und damit die Thromboseneigung.

In meiner Praxis hat sich die Kombination von HOT mit einer Hämodilutionsbehandlung oder einem Aderlaß als eine rasche und wirksame Therapiemethode zur Thromboseprophylaxe erwiesen.

Antikoagulanzientherapie

Mit der HOT kann eine Antikoagulanzientherapie nach Thrombosen und Embolien bereits nach 4–6 Anwendungen abgesetzt werden (96, 97). Markumarisiertes Blut schäumt im Durchlaufgefäß nicht mehr auf. Die Wirkung der HOT auf die Verbesserung der Mikrozirkulation und die Fließfähigkeit des Blutes wird jedoch nicht beeinflußt. Nach Erfahrung der HOT-Ärzte genügen durchschnittlich 8–10 HOT, um die Blutgerinnung so zu stabilisieren, daß der Patient ohne Antikoagulanzien bei gebessertem Allgemeinzustand die Arbeit wieder aufnehmen kann.

Eine Fortsetzung der HOT (einmal alle 3 Wochen) ist angezeigt. Gleichzeitig sollte eine Ernährungsumstellung unter regelmäßigem Bewegungstraining angestrebt werden. Selbstverständlich sollte der Patient an einem thrombosierten Bein Kompressionsverbände bzw. Gummistrümpfe tragen.

Migräne

Viele Patienten kommen wegen Kopfschmerzen zum Arzt. Unterteilt werden die Kopfschmerzen in primäre Kopfschmerzsyndrome und sekundäre bzw. symptomatische Schmerzen. Letztere erfordern eine kausale Therapie. Wichtig ist ein differenziertes diagnostisches Vorgehen und eine möglichst präzise Einordnung. Bei den primären Kopfschmerzen steht das Bild der einfachen Migräne mit halbseitig wechselnden Schmerzattacken und vegetativen Begleitsymptomen im Vordergrund.

Die Erfahrung der HOT-Ärzte zeigt, daß etwa 60 % der Migränepatienten nach HOT eine Besserung ihrer Kopfschmerzattacken angeben. Besonders die sog. menstruelle Migräne und die Migräne im Klimakterium lassen sich durch HOT günstig beeinflussen. Häufig kann auch der Cluster-Kopfschmerz (Bing-Horten-Syndrom) mit seinen besonders heftigen einseitigen Schmerzattacken durch HOT günstig beeinflußt werden. Es ist bekannt, daß in der Akutphase des Cluster-Kopfschmerzes die Inhalation von reinem Sauerstoff rasch wirksam ist. Diese Kopfschmerzform beruht auf lokaler Hypoxämie und Mikrozirkulationsstörungen im Gehirn. Eine Prophylaxe mit HOT kann die Lebensqualität eines solchen Migränepatienten wesentlich verbessern (17, 204).

Auch die chronische Form der Spannungskopfschmerzen, die durch einen beidseitigen frontal- oder okzipitalbetonten reifförmigen Schmerz geprägt ist, läßt sich durch HOT häufig günstig beeinflussen. Die Verordnung von azetylsalizylhaltigen Schmerzmitteln ist während der Behandlung mit HOT zu unterlassen (96, 118, 119).

Die Therapie der Analgetikakopfschmerzen kann – naturgemäß – nur im Absetzen aller Schmerzmittel bestehen. Die Entzugskopfschmerzen und vegetativen Symptome lassen sich meist nur unter stationären Bedingungen beseitigen. Mit HOT jedoch kommt es rascher zum Abklingen der Analgetikaentzugsphase und zur Beseitigung des ursächlichen Kopfschmerzes.

Polyglobulie

Jeder dritte Patient, der erstmals in die Sprechstunde kommt, hat einen erhöhten Hämatokritwert (über 40 %). Die geklagten Beschwerden wie Kopfschmerzen, Palpitationen, rasche Ermüdbarkeit, Schlaflosigkeit, Leistungsabfall sind typisch für den modernen gestreßten Menschen.

Bei erhöhtem Hämatokrit ist ein Aderlaß zur Verbesserung der Mikrozirkulation im Endstromgebiet wirkungsvoll. Je nach kardialer Situation kann bis auf 11 g% Hämoglobin bzw. 30 % Hämatokrit dilutiert werden. Durch die induzierte Hämodilution kommt es zur Verbesserung der Durchblutung in Ruhe und unter Belastung bei Gefäßgesunden wie auch bei Gefäßkranken.

Die Praxiserfahrung zeigt, daß durch *Aderlaß in Kombination mit HOT* eine Normalisierung des erhöhten Hämatokritwertes schneller und dauerhafter erzielt werden kann als lediglich mit Hämodilution.

Hypotonie

1. Die essentielle primäre Hypotonie ist den Patienten häufig gar nicht bewußt. Der niedrige Blutdruck wird als Zufallsbefund festgestellt.
2. Meist handelt es sich um sekundäre, symptomatische Hypotonien wie z. B. bei Herzmuskelinsuffizienz, Herzrhythmusstörungen oder bei primärer und sekundärer NNR-Insuffizienz oder Hypothyreose.

Bei der Therapie der Hypotonie ist die HOT als Basistherapie in der Praxis nicht mehr wegzudenken. Empfehlenswert ist die zusätzliche physikalische Therapie mit aktiven Übungen, Kneippschen Anwendungen, Gymnastik, Laufen, Schwimmen, eine diätetische Behandlung, die Reduktion von Übergewicht bzw. die Normalisierung von Untergewicht.

Wenn der Blutdruck trotz HOT erniedrigt bleibt, sollte an eine behandlungsbedürftige Hypothyreose gedacht werden.

Hypertonie

Einteilung

a) Die essentielle Hypertonie (75 %)
Bei dieser häufigen Hochdruckform ist die Ätiologie noch weitgehend ungeklärt. Die Veränderung der Mikrozirkulation und eine Erhöhung des LDL-Cholesterins scheinen eine zentrale Rolle zu spielen. Viele praktisch tätige Ärzte, die sich mit HOT beschäftigen, beobachten, daß sich oftmals bereits nach 2–3 HOT eine essentielle Hypertonie normalisieren läßt und bei einer Anwendung während eines halben Jahres im Normbereich bleibt. Die befürchteten kardialen, renalen und zerebralen Komplikationen sowie auch Augenhintergrundveränderungen treten viel seltener und später auf (90, 91, 97, 198).

b) Die renoparenchymatöse Hypertonie (15 %)
Die akute wie auch die chronische Glomerulonephritis, die Zystenniere, eine Nierenbeteiligung bei Diabetes mellitus und die Gichtniere lassen sich sehr eindrucksvoll durch HOT als Zusatztherapie verbessern. Wahrscheinlich spielt auch hier die Bereitstellung von Prostazyklin PGI_2 eine wichtige Rolle (167, 206).

c) Hormonelle, kardiovaskuläre, neurogene Ursachen (etwa 10 %).

Chronische Lebererkrankungen

Die Erfahrung zeigt, daß es durch regelmäßige HOT bei der Fettleber, der Leberzirrhose, der nutritiv-toxischen Hepatitis und der chronisch persistierenden und aggressiven Hepatitis zu einer eindrucksvollen Besserung des Allgemeinbefindens, sowohl subjektiv als auch objektiv (Beurteilung der Leberparameter), kommt (signifikante Senkung der pathologisch erhöhten leberspezifischen Enzymaktivitäten).

Die Transaminasewerte werden ernied-

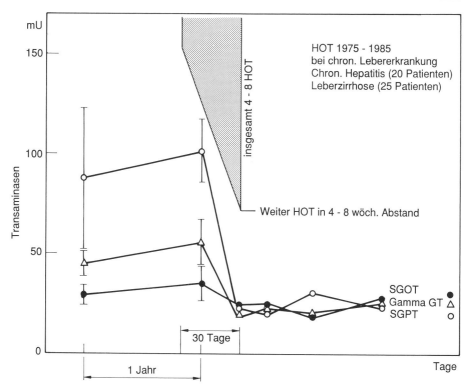

Abb. 10:   HOT 1975–1985 bei chronischer Lebererkrankung: chronische Hepatitis (20 Pat.),
Leberzirrhose (25 Pat.).

rigt, die anfänglich verminderten Albumine und die Gamma-Globuline kehren meist zur Norm zurück. Cholesterin- und Triglyzeridwerte (bes. LDL-Spiegel) werden normalisiert. Die aktiven Schübe sistieren, die Krankheit kommt häufig zum Stillstand (98, 157).
Auch das Verhalten der Immunglobuline IgG und IgA zeigt eine Tendenz zur Norm, besonders bei der chronischen Hepatitis. Die Einhaltung der Leberschondiät, konsequente Alkoholabstinenz, Stabilisierung des Blutzuckerspiegels, Gewichtsreduktion und die Normalisierung der meist pathogenen Darmflora durch die mikrobiologische Therapie mit Symbionten müssen beim leberkranken Patienten in das Therapieschema integriert werden.

Seit 1975 überblicke ich in meiner Praxis 56 Fälle von chronischen Lebererkrankungen:
a) 9 Fälle von chronisch persistierender Hepatitis
b) 2 Fälle von chronisch aggressiver Hepatitis
c) 15 Fälle von Leberzirrhose
d) 5 Fälle von Leberzirrhose mit Aszites
e) 25 nutritiv-toxische Leberschädigungen
Die Diagnosen wurden sonographisch, histologisch (Leberpunktion) oder szintigraphisch gesichert.
Gruppe a:
Besserung der Laborparameter bei allen Patienten nach 4–6 HOT.

Gruppe b:
Ein Patient sprach nicht auf HOT an, der andere Patient zeigte schon nach 6 HOT und regelmäßig durchgeführten neuraltherapeutischen Injektionen an das Ganglion zoeliakum eine Besserung der Laborparameter und des Allgemeinbefindens. Er lebt heute noch nach 20 Jahren.

Gruppe c:
14 der Patienten zeigten eine subjektive und objektive Besserung, besonders der erhöhten leberspezifischen Enzymaktivitäten. Ein Patient war Alkoholiker und verschlechterte sich progredient.

Gruppe d:
Bei drei der Patienten wurde nach durchschnittlich 6 HOT kein Aszites mehr nachgewiesen. Zwei Patienten starben an Zeichen der Leberdekompensation.

Gruppe e:
Bei 20 Patienten bestand Alkoholabusus. Fünf Patienten litten an Lebensmittelintoxikationen. Bei 20 der Patienten konnte eine rasche Besserung erzielt werden.
Bei fünf Patienten waren bis zu 20 HOT notwendig (bei Alkoholabstinenz). Auffallend war jedoch, daß die alkoholinduzierten Leberschädigungen während der HOT eine bessere Alkoholtoleranz zeigten. Ein Patient trank weiterhin täglich ca. 2 Liter Wein, ohne eine Erhöhung der Transaminasewerte aufzuweisen!
Die akute Virushepatitis muß stationär behandelt werden. *Hölzel* (76) hat 1959 in den Berliner Krankenanstalten die Behandlung der akuten Hepatitis mit HOT durchgeführt. Seine Ergebnisse entsprechen der Praxiserfahrung:
1. Es wird eine deutlich kürzere Behandlungszeit benötigt bis zur Normalisierung des Leberstatus.
2. Im Nachbehandlungszeitraum treten weniger chronische Leberschäden auf als in einem ähnlichen Patientenkollektiv, das nur mit Bettruhe und ohne HOT behandelt wurde.

Aber nicht nur zur Nachbehandlung der akuten Hepatitis, sondern auch zur Prophylaxe der infektiösen Serumhepatitis durch Spenderblut bei Bluttransfusionen könnte die HOT eingesetzt werden. Bereits 1952 haben *Hellbrügge* und *Marx* die Behandlung von Spenderblut mit HOT gefordert (108).
Olney (96), Präsident der »American blood-irradiation society«, hat 1950–1960 bei 800 000 Patienten Bluttransfusionen mit UVC-bestrahltem Blut durchgeführt. In keinem Fall trat eine Serumhepatitis auf und es wurde eine signifikant bessere Verträglichkeit des Spenderblutes beobachtet (120, 121).
In meiner Praxis führe ich regelmäßige Bluttransfusionen bei anämischen Patienten durch. Besonders chemo- und strahlentherapeutisch behandelte Patienten eignen sich dafür. Das Spenderblut wird dabei mit der UVC-Lichtquelle bestrahlt. Bei ca. 100 Behandlungen ist es noch nie zu einer Unverträglichkeit gekommen. 2 Patienten (45 und 70 Jahre alt) mit Plasmozytom erhalten in 4–6wöchigen Abständen UV-bestrahltes Spenderblut. Die Patienten fühlen sich bereits am selben Tag wohler, die Lebensqualität wird verbessert.

Krankheiten des Verdauungstraktes

Durch die Verbesserung der Mirkozirkulation kommt es bei Gingivitis, bei Neigung zu Parodontose und Stomatitis zu rascheren Abheilung.
Die Entstehung von Gastritiden sowie von Magen-Darm-Ulzera scheint ursächlich eng mit einem Prostaglandinmangel verknüpft zu sein. Erste Ergebnisse aus klinischen Studien zeigen, daß mit dem Einsatz von Prostaglandinen ein vielversprechendes Behandlungsprinzip zur Verfügung steht.
Klinische Studien zum Nachweis der mukoprotektiven Wirkung der HOT sollten dringend durchgeführt werden.

Akute Blutungen aus dem oberen und unteren Magen-Darm-Trakt bedeuten eine Kontraindikation für die HOT.

Enteritis regionalis (Morbus Crohn)

Die Ätiologie dieser Krankheit ist nicht bekannt. Immunologische, genetische, viral-infektiöse und Umweltfaktoren werden diskutiert. Bei dieser entzündlichen granulomatösen Darmerkrankung, die vorwiegend im jugendlichen Alter auftritt, kann die HOT als Basistherapie mit der mikrobiologischen Therapie mit Symbionten, Diät, Neuraltherapie (Injektionen an das Ganglion zoeliakum) und mit Homöopathie kombiniert werden.

Colitis mucosa

Neben der Colitis mucosa können auch die Divertikulitis und die Sprue mit HOT unterstützend behandelt werden. Das Erregungsniveau der Zellmembranen wird abgebaut und normalisiert (*Segal u. Dehmlow*). Im Mittelpunkt steht die Entgiftung und Entschlackung des Grundregelsystems (nach *Pischinger*) oder Grundsystems (nach *Heine*) durch die Hämatogene Oxidationstherapie, ihre mukoprotektive Wirkung, die Freisetzung der Scavenger (Radikalfänger) z. B. die Glutathion-Peroxidase als ein starkes Antioxidans und die Verbesserung der Mikrozirkulation (97).
Die Organzellen können sich erst dann wieder erholen, wenn das Grundsystem, die Transitstrecke zwischen den Kapillaren und den Organzellen, frei von Ballaststoffen ist.
Der hochzivilisierte Mensch von heute wird durch die Belastung mit Umweltgiften, durch Reizüberflutung, durch Bewegungsarmut, Über- und Fehlernährung überfordert. Eine chronische Unterbilanz an Sauerstoff schädigt alle Zellen, vorzüglich die empfindlicheren Organzellen. Sie können sich erst dann wieder erholen, wenn ihr flüssiges Milieu die »Transitstrecke« durch oxidative Ver-

änderung der angesammelten Ballaststoffe und ihrem danach erleichterten Transport zu den physiologischen Ausscheidungsstätten (Haut, Schleimhäute, Nieren, Darm) entlastet wird. Somit hat die Hämatogene Oxidationstherapie eine sehr große Indikationsbreite bei vielen chronischen und degenerativen Krankheiten, die mit einer intestinalen Intoxikation und einem Malabsorptionssyndrom einhergehen.

Nierenerkrankungen

Die häufigste Nierenkrankheit ist die chronische Pyelonephritis. Sie entsteht meist auf dem Boden rezidivierender, manchmal unbemerkt schon im Kindesalter abgelaufener akuter Pyelonephritiden. Trotz intensiver chemotherapeutischer Behandlung kann bei mehr als 25 % der Fälle ein chronischer Verlauf nicht verhindert werden.
Da eine Dauerbehandlung mit Antibiotika nicht möglich ist, empfiehlt es sich, die HOT als Begleittherapie einzusetzen. Auch die chronische Glomerulonephritis kann durch die Hämatogene Oxidationstherapie in ihrem Verlauf gemildert werden.
Praxisstudie: 13 Patienten mit chronischer Pyelonephritis im Alter von 15–65 Jahren wurden über einen Zeitraum von 8 Monaten bis 4 Jahren mit HOT behandelt. Antibiotika wurden abgesetzt, der Patient erhielt regelmäßig Neuraltherapie und Homöopathika. Bei 4 Patienten kam es zu einer Normalisierung der Laborparameter, innerhalb von 6 Monaten zu einer völligen Wiederherstellung der Nierenfunktion, bei weiteren 4 Patienten zur Verbesserung der Laborparameter sowie des subjektiven Befindens. HOT wurde in 3–4wöchigen Abständen weiter verabreicht.
Bei 5 Patienten stellte sich keine zufriedenstellende Verbesserung nach HOT ein. Bei dieser letzten Gruppe konnte nach Befragen der Patienten eine zusätz-

liche Antiphlogistika- oder Kortikosteroidbehandlung eruiert werden. Bekannt ist, daß eine gleichzeitige Kortisonmedikation die Wirkung der HOT verhindert. Diese, dem Patienten zusätzlich verabreichten Medikamente wirken hemmend auf die Funktion der Zyklooxygenase bzw. der Phospholipase und dadurch auf die Biosynthese des Prostazyklins.

Auch die Folgen einer interstitiellen Nephritis sowie arteriolo- und arteriosklerotische Veränderungen im Sinne einer Nephrosklerose, Blutdruckanstieg und weiteres Fortschreiten der allgemeinen Arteriosklerose können durch rechtzeitige Behandlung mit HOT vermieden werden. Man vermutet, daß bei der HOT PGI$_2$ (Prostaglandin I$_2$) synthetisiert wird. Es ist als Enzym ein starker Inhibitor der Thrombozytenaggregation und ein Vasodilatator. Außerdem übt es eine zytoprotektive Wirkung aus.

Nach *Dunn* (Cleveland/USA) werden sich in absehbarer Zeit therapeutische Mittel durchsetzen, welche die renale Prostaglandin-Produktion stimulieren können, denn bei bereits eingeschränkter Nierenfunktion kommt dem renalen PGI$_2$ eine bedeutende protektive Rolle zu (205). Die Wirkung der HOT auf das intrarenale Peptidhormonsystem, z. B. auf den Arachidonsäure- und Prostaglandinstoffwechsel, ist mit hoher Wahrscheinlichkeit anzunehmen. Eine klinisch relevante Studie über die renoprotektive Wirkung der HOT sollte dringend durchgeführt werden.

Hauterkrankungen

Bei Keloiden nach Verbrennungen sieht man bereits nach 5–10 HOT eine rasche Abblassung und Zurückbildung der Keloidnarben (Abb. 11 und 12, Beobachtungen von *Hildmann*) (96).

Herpes zoster

Der Herpes zoster, eine reaktivierte Infektion mit latenten Varizellenviren, deutet meist auf eine vorübergehend verminderte Immunität hin. Es kommt zum Befall eines sensiblen Hautnerven. Die HOT verbessert die Immunitätslage und die lokale Durchblutung. Sie führt zur Herabsetzung des Erregungsniveaus der Zellmembran im befallenen Segment *(Segal u. Dehmlow) (156)* .

Die Erklärung vieler Ärzte zeigt, daß die HOT bei frühzeitigem Einsatz überraschend schnell eine Rückbildung der Effloreszenzen, der Herpesbläschen, bewirkt (142). Besonders erstaunlich sind die Schmerzfreiheit und das Fehlen von postherpetischen Neuralgien. Es erfolgt eine rasche Abheilung.

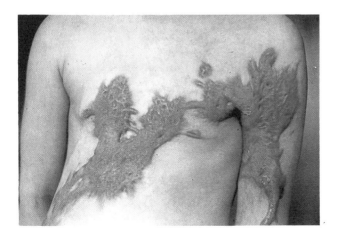

Abb. 11   9jähr. Kind, Verbrühung 3. und 4. Grades

Abb. 11   Vor der Behandlung, nach 5 Monaten stationären Aufenthaltes. Heftiger Juckreiz.

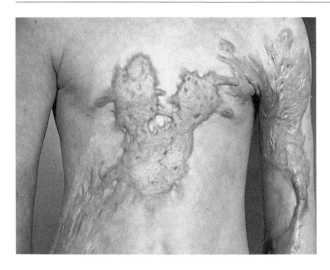

Abb. 12:   Nach 4 HOT
bereits Abblassung und
Zurückbildung der Ke-
loidnarben.

Acne conglobata

Bei dieser Erkrankung die insbesondere
bei jungen Menschen auftritt, kommt es
durch HOT zu einer raschen Abheilung
der spezifischen Prozesse. Die Haut wird
blaß und reizlos. Eine Verabreichung
von Antibiotika ist nicht erforderlich.
Aus anderen Praxen wird berichtet, daß
HOT auch bei Psoriasis und Melanose
bei längerer Anwendungszeit günstige
Resultate zeigt.

Erkrankungen des Skelettsystems

Ein weiteres Indikationsgebiet für die
Anwendung der HOT sind die metaboli-
schen Knochenkrankheiten. Die *Osteo-
porose* ist ein lokalisierter oder universel-
ler Schwund der Knochenmatrix ohne
wesentliche qualitative Veränderungen
der Knochensubstanz mit sekundärem
Verlust an Kalzium und Phosphat. Sie
findet sich heute in jeder Sprechstunde
bei Patienten mit den bekannten Kreuz-
und Rückenschmerzen. Die Osteoporo-
se kann Anlaß zu Wirbelkompressionen
und Frakturen sein. Die HOT führt bei
gleichzeitiger Verabreichung von Na-
triummonofluorphosphat und Vitamin-
D-Metaboliten häufig zu Beschwerdefreiheit. In meiner Praxis werden gleichzeitig neuraltherapeutische Injektionen
paravertebral durchgeführt und physio-
therapeutische Maßnahmen verordnet.
Morbus Sudeck, die regionale Osteopo-
rose, ist eine besonders dankbare Indikation für die HOT. Hier handelt es sich
um eine Durchblutungs- und Permeabili-
tätsstörung mit Stase in den Kapillaren.
Die Therapie HOT + Neuraltherapie an
das sympathische Ganglion führt im Stadium I und II, teilweise sogar in Stadium
III der Sudeck-Dystrophie, zur raschen
Verbesserung bzw. Normalisierung der
Durchblutung und dadurch zur Schmerzfreiheit.

Erkrankungen der Gelenke

Bei den *entzündlichen* Gelenkerkrankungen, der chronischen Polyarthritis
und anderen Kollagenkrankheiten ist die
HOT als Begleittherapie zu empfehlen
(31) (*Doerfler*, 1984). Selbstverständlich
ist eine Herdsanierung, besonders der
Zähne, durchzuführen. Auch das Stör-
feld Darm sollte berücksichtigt werden,
das mit Hilfe einer Kur, nach *F. X.
Mayr*, saniert werden kann.

Zur Anregung der körpereigenen Abwehr empfehlen sich die Symbioselenkung, Ernährungsumstellung, die Gegensensibilisierung nach *Theurer*, die Neuraltherapie oder die Behandlung mit Cutivaccine Paul novum®. Meistens ist ein breites Spektrum von Therapiemöglichkeiten neben der HOT erforderlich.

Bei den *degenerativen* Gelenkerkrankungen mit sekundär reaktiven Gelenkdeformationen liegt immer eine lokale Durchblutungsstörung vor (48). Die HOT ist eine wertvolle therapeutische Hilfe. Fast jeder zweite Patient im Alter von über 50 Jahren klagt bei Beginn der HOT über Gelenkbeschwerden, die dann nach 4–6 Behandlungen verschwunden sind. Eine physikalische Therapie in Kombination mti Neuraltherapie und intraartikulären Injektionen chondrotroper Substanzen ist empfehlenswert.

Arthrose

Hier findet man eine Verringerung der kapillaren Oberflächen. Es kommt zu einem erhöhten Strömungswiderstand in den nutritiven Kapillaren, begünstigt durch die Umverteilung von Blut über die arterio-venösen Kurzschlüsse. Genau hier setzt die Wirkung der HOT ein. Nach Erfahrung vieler Ärzte wird der Patient, der sich regelmäßig einer HOT unterzieht, beweglicher, da die arthrotischen Beschwerden zurückgehen.

Stoffwechselkrankheiten

Fettstoffwechselstörungen

Die Hyperlipoproteinämie ist außer der AVK eine der Domänen der HOT: Bereits nach zwei HOT kann der praktisch und klinisch tätige Arzt eine Senkung erhöhter Cholesterin- und Triglyzeridspiegel beobachten (7, 80, 119, 200).

Durch UVC-Bestrahlung des Blutes kommt es zur Bildung von Lipo- und Cholesterolperoxiden, zur weiteren Metabolisierung und zum Abbau dieser Fettsäuren, besonders der LDL- und VLDL-Cholesterine, jedoch erfolgt meist ein leichter Anstieg des HDL-Cholesterins. HOT ist die beste Prophylaxe der Arteriosklerose und ihrer klinischen Folgen.

Beobachtung aus der Praxis: Eine Senkung erhöhter Triglyzeridwerte erfolgt zumeist schneller und deutlicher nach HOT als die der Cholesterinwerte.

Purinstoffwechselstörungen

Die HOT bewirkt eine Normalisierung erhöhter Harnsäurewerte im Serum. Es kommt zu einer Zunahme der renalen Harnsäureausscheidung und zur Abnahme erhöhter Harnsäurespiegel im Blut (7, 164, 207).

1. Praxisbeispiel: Während der vergangenen 10 Jahren wiesen in meiner Praxis insgesamt 125 Patienten erhöhte Harnsäurewerte im Durchschnitt von 7–11 mg% auf. Bereits nach durchschnittlich 3 HOT waren bei 124 Patienten die Harnsäurewerte zur Norm zurückgegangen. Ein Patient gestand nach intensiver Befragung, daß er weiterhin regelmäßig Alkohol konsumierte und Schalentiere aß. Dieser Patient erlitt einen Gichtanfall. Er verzichtete auf Alkohol und Schalentiere. Bereits nach einer weiteren HOT kehrten die Harnsäurewerte zur Norm zurück; die Arthritis urica eines Großzehengrundgelenkes klang wieder ab.

HOT ist besonders bei der Gichtniere indiziert. Die *primäre Gicht* ist eine relativ häufige Stoffwechselerkrankung, die in Wohlstandsländern bei 1–2 % der Bevölkerung vorkommt. In 95 % der Fälle liegt eine Störung der renalen Harnsäureausscheidung, in 5 % eine vermehrte Harnsäureproduktion vor. Es kommt zum Auftreten einer interstitiellen Nephritis durch Ablagerung von Harnsäurekristallen im Nierenmark. Die HOT vermag bei regelmäßiger Anwendung dieses Krankheitsbild zu beeinflussen und die Harnsäureausscheidung und somit die Nierenfunktion zu verbessern und zu erhalten.

2. *Praxisbeispiel:* Ein Patient mit einer Gichtniere wurde in meiner Praxis über einen Zeitraum von 10 Jahren behandelt. Die Harnsäureausscheidung konnte durch regelmäßige Kontrollen des Urinsediments nach HOT nachgewiesen werden. Die Kreatininwerte, anfänglich bei 3,5 % konnten durch HOT in 3–4wöchigen Abständen auf durchschnittlich 1,5–1,9 mg% gesenkt werden.

Porphyrinstoffwechselkrankheiten

Diesen Krankheiten liegt eine Störung der Hämsynthese, ein Enzymdefekt, zugrunde, wodurch vermehrt Uroporphyrinogen 1 anfällt. Hauptbildungsort des Dishäms sind das erythropoetische System und die Leber. Die Porphyria erythropoetica sowie die Porphyria cutanea tarda, deren Ursache noch unbekannt ist, sind eine *Kontraindikation der HOT.* Die im Körper entstehenden Porphyrine zeigen neben vermehrter Lichtabsorption starke Fluoreszenz, wodurch ein Großteil der Krankheitserscheinungen hervorgerufen wird. Es ist denkbar, daß die bei der HOT entstehende Chemilumineszenz diese Phänomene noch zu verstärken vermag.

Die Diagnose stützt sich insbesondere auf die Untersuchung des Harns (Nachweis von Porphyrinogen), der bei ca. zwei Drittel aller Patienten die typische burgunderrote Farbe aufweist.

Diabetes mellitus

Diabetiker weisen eine vielfach höhere Prävalenz der peripheren AVK auf. Bei Patienten mit Diabetes mellitus werden 15mal häufiger Amputationen der unteren Extremitäten vorgenommen als bei Nichtdiabetikern.

Schon vor 30 Jahren hat *Wehrli* immer wieder betont, daß bei Diabetikern ein geringerer therapeutischer Erfolg durch die HOT zu erwarten ist (178, 182).

Der Diabetiker benötigt bedeutend mehr HOT-Behandlungen bei einer höheren Behandlungsfrequenz.

Ursachen der diabetischen Gangrän:

a) Eine periphere (sensible und autonome) Polyneuropathie.

b) Eine multifaktoriell gestörte Rheologie des Blutes:

1. Reduzierte Erythrozytenverformbarkeit durch Verringerung des ATP-Gehaltes im Erythrozyten.

2. Gestörte Sauerstoffdissoziation vom Hämoglobin durch Erniedrigung von 2,3-DPG (Diphosphorglyzerat). Die Ursachen sind weitgehend unbekannt.

3. Vermehrte Blutplättchenaggregation.

4. Beeinträchtigte plasmatische Gerinnung.

c) Die Stoffwechsellage des Diabetikers ist azidotisch, die Ketokörper wirken als Quencher für die Bildung der Peroxide. Sie hemmen die Aktivität der zahlreichen biochemischen Prozesse. Es kommt nur in geringem Maße zur Bildung von Singulett-Sauerstoff und anderen aktivierten Sauerstoffstufen.

d) *Standl* (166) hat 1982 nachgewiesen, daß beim Diabetes die Prostaglandin- und Prostazyklin-Synthese gehemmt ist. So erklären sich die Thromboseneigung und die frühzeitige Entwicklung der Arteriosklerose beim Diabetiker. Schon eine grenzwertige Glukosetoleranz fördert die Arterioskleroseentstehung.

Addieren sich eine Hypertonie und eine Erhöhung der LDL-Konzentration im Plasma zu einer diabetischen Stoffwechsellage, so steigen die Schädigungsmechanismen um ein Mehrfaches, und zwar nicht nur für die Entwicklung der Arteriosklerose, sondern nach neueren klinischen Studien auch für die Mikro- und Makroangiopathie.

Kiesewetter und Mitarb. (84) stellten weiter fest, daß bei diabetischen Jugendlichen bereits im Alter zwischen 10 und 18

Jahren eine Verdickung des Kapillar-scheitels, Zunahme der Ausbildung von arteriovenösen Shunts und dadurch Verminderung des Blutflusses in den nutritiven Kapillaren auftreten.

Durch die Vitalkapillaroskopie wurde in diesen neuesten Studien bereits bei Kindern mit Diabetes mellitus Typ I eine progrediente Mikroangiopathie nachgewiesen. Zusätzlich ist der Schlängelungsgrad der Gefäße, am Torquierungsindex erkennbar, erhöht.

Die Strömungsgeschwindigkeit der Erythrozyten ist bei Diabetikern signifikant vermindert. Der systolische Blutdruck ist erhöht. Auch der Hämatokritwert als Parameter der Viskositätszunahme zeigt erhöhte Werte.

Bei der diabetischen Mikroangiopathie handelt es sich um spezifische Veränderungen an nahezu allen Kapillaren des Körpers. Sie führen jedoch nur an einigen Organen zur Manifestation einer Krankheit, wie z. B. an der Retina und an der Niere.

Die Retinopathie als Ausdruck einer retinalen Mikroangiopathie manifestiert sich als diabetisches Spätsyndrom. 70–80 % der Diabetiker sind nach 30 Jahren erblindet. Hier spielt eine retinale Mikrozirkulationsstörung die ursächliche Rolle (84).

Was bewirkt die HOT beim Diabetes mellitus?

1. Eine signifikante Verbesserung der Erythrozytenverformbarkeit durch Anstieg des ATP-Gehaltes und dadurch eine Senkung der Aggregationstendenz der Erythrozyten (59).

2. Erhöhung des 2,3-DPG-Gehaltes im Erythrozyten, dadurch Abnahme der Affinität des Sauerstoffs zum Hämoglobin. Die Folge ist eine Verbesserung der Pufferkapazität, d. h. Zunahme der Zellatmung, bzw. Verbesserung der Sauerstoffutilisation im Gewebe (54, 59, 76).

3. Synthese der Prostazykline mit ihren thrombozytenaggregationshemmenden und vasodilatorischen Eigenschaften.

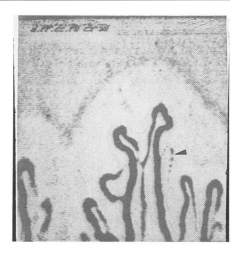

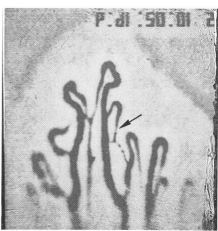

Abb. 13 und 14: Vitalkapillaroskopie vor und nach 10 HOT bei einem 25jähr. Diabetiker.

4. Senkung des erhöhten Blutfettspiegels (LDL, VLDL-Cholesterin) (167, 206).

5. Verbesserung der Mikrozirkulation und Herabsetzung der Thromboseneigung des Diabetikers (28, 52).

Die wirkungsvollste Therapie der Mikroangiopathie (Spätsyndrom: Retinopathie des Diabetikers) ist die Vorbeugung durch eine möglichst gute Einstellung des Diabetes kombiniert mit einer regelmäßigen Anwendung von HOT (54, 76, 90). Diese Behandlung ist über lange Zeit hinweg durchzuführen. Zu Beginn empfiehlt sich die HOT mit einer Frequenz von dreimal wöchentlich bis zur Stabilisierung der diabetischen Stoffwechsellage, bis zur Besserung der Blutfette sowie Verbesserung des subjektiven und objektiven Beschwerdebildes. Danach sind wöchentlich 1–2 HOT ausreichend (bis zu 12 Behandlungen). Die folgenden Intervalle richten sich nach den Laborparametern und nach dem Befinden des Patienten.

Begleit- und Nachsorgetherapie bei Krebskranken

Es ist heute bekannt, daß beim Krebskranken das Grundsystem, dieses Netz aus Zuckerbiopolymeren, zerrissen ist. In dieser zerrissenen Grundsubstanz ist das Redoxpotential erniedrigt, die Sauerstoff- und Substratversorgung sind herabgesetzt. Aus den Endprodukten der anaeroben Glykolyse der Krebszellen entwickelt sich durch Anhäufung von Laktat und Pyruvat eine Azidose. Der pH-Wert verschiebt sich in Richtung sauren Bereich (70–73, 94).
Die Glutathion-Peroxidase ist als einziges Scavenger-Enzym in der Lage, mit Lipid- und Endoperoxiden, ganz allgemein mit vielen organischen Peroxiden, reagieren zu können. Sie vermag lipidperoxidatische Kettenreaktionen mit allen ihren schwerwiegenden Komplikationen zu verhindern wie Membran-, Rezeptor- und Zellorganellzerstörungen, extreme extrazelluläre Funktions- und Strukturverluste bis zur malignen Transformation und Zellnekrose (102, 118).
Auch die bei der Lipidperoxidation gebildeten Ketone und Aldehyde, wie z. B. der kanzerogene Malonaldehyd, werden durch die selenabhängige Glutathion-Peroxidase an ihrem Entstehen inhibiert (118, 119). Eine nicht ausreichende

Menge an Glutathion-Peroxidase beim Entgiftungsprozeß bedeutet Vorschub für chronische Entzündungen, Infektionen und Nekrosen. Neben dieser Entgiftungsfunktion fördert die Glutathion-Peroxidase die Produktion von Diphosphorglyzerat (2,3-DPG), welches beim Oxihämoglobin die O_2-Abgabe bewirkt (59). Eine gleichzeitige Medikation mit Selen ist notwendig.
Erfahrungen aus der Praxis: In meiner Allgemeinpraxis wird bei jedem Krebskranken eine additive Tumortherapie in das Behandlungskonzept einbezogen. Wir wissen, daß Tumorpatienten im allgemeinen einen Zustand verminderter zellulärer Immunität aufweisen. Die Helfer-Suppressor-Ratio liegt unter 1,5! Die additive Tumortherapie umfaßt neben den Hormonhemmern die immunologische, ganzheitsmedizinische Intensivtherapie: Alle jene Heilmaßnahmen, die der Beseitigung des Tumormilieus, der Wiederherstellung optimaler Stoffwechselverhältnisse und der Aktivierung der körpereigenen Abwehr gegen die noch vorhandenen Krebszellen dienen. Die karzinostatische Therapie ist selektiv gegen die Krebszellen gerichtet.
Neben einer milchsauren, an Gärungsprodukten reichen, laktovegetabilen, kohlenhydratarmen und sutoxinfreien Vollwertkost sollten die Herdsuche, die Entherdung und Sanierung – besonders von Zahnherden und Narbenstörfeldern – durchgeführt werden.
Von den weiteren therapeutischen Möglichkeiten der biologischen Krebstherapie möchte ich die proteolytischen Enzyme wie Wobe-Mugos®, Polyerga® zur Glykolysehemmung, die Immunmodulation mit THX, NeyTumorin®, AF_2-Peptide®, Lektine (Iscador® oder Helixor®), Spurenelemente, z. B. Selen, Eisen, Zink und Kupfer, und als wichtigste Zusatztherapie die Hämatogene Oxidationstherapie nennen (26, 44).
Grundsätzlich empfiehlt es sich, vor und während jeder Chemotherapie und auch Strahlenbehandlung die HOT einzuset-

zen. Dabei ist die HOT der UVB vorzuziehen (weniger Behandlungen, Intervalle bis zu einer Woche). Man verabreicht
im Durchschnitt eine HOT wöchentlich.
Dadurch bleibt das subjektive Wohlbe-
finden des Patienten erhalten, die Lebensqualität wird verbessert.
Beim zytostatisch und strahlentherapeutisch behandelten Krebspatienten bewirkt die HOT eine bessere Verträglichkeit der Chemotherapeutika und Hoch-
voltstrahlen (26, 78, 94, 160). Negative
Begleiteffekte wie Stomatitis, Übelkeit,
Erbrechen, Diarrhö und besonders der
Haarausfall werden geringer, die strah-
lenbedingten Hautschäden werden reduziert, das Blutbild bleibt normal bzw. eine, durch Chemotherapie erzeugte Lymphopenie, normalisiert sich.
Bereits 1971 konnte *Zettel* (203) eine Erhöhung der Röntgentoleranz des Gewebes durch die HOT nachweisen: »Dabei
werden Enzyme aktiviert, insbesondere

die Katalasen. Durch die katalytische
Oxidation wird die Eliminierung ange-
häufter Zellabbauprodukte bewirkt, so-
daß das gesunde benachbarte Gewebe
weitgehend geschont und der zu bestrah-
lende Herd einer intensiveren program-
mierten Strahlenbehandlung zugeführt
werden kann. Besonders das in der Zelle
gebildete Zellgift H_2O_2, Wasserstoffsu-
peroxid, wird abgebaut, die Nebenwirkungen der Strahlentherapie werden
weitgehend ausgeschaltet.«
Die Kombination mit der HOT kann die
positive Wirkung von Chemo- und Strahlentherapie verstärken. Es können so
auch höhere Dosen eingesetzt werden.
Ergebnisse einer Praxisstudie: In meiner
Allgemeinpraxis wurden während der
vergangenen 10 Jahre 270 Krebskranke
mit der multifaktoriellen kombinierten
Tumortherapie (Chemo- oder/und Strahlentherapie) unter regelmäßigem Einsatz
der HOT behandelt. Das Karzinom war

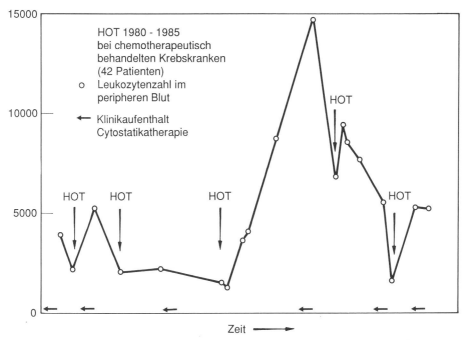

Abb. 15   HOT 1980–1985 bei chemotherapeutisch behandelten Krebskranken (42 Patienten).

bei allen Patienten histologisch gesichert.
- 85 Patienten haben weitere 10 Jahre überlebt.
- 70 Patienten starben an krebsunabhängigen Todesursachen: 10 interkurrente Infekte, 60 Herz-Kreislauferkrankungen (Diabetes, Nephropathie).
- 115 Patienten haben 10 Jahre nicht überlebt.

Ohne die Behandlung und Stabilisierung der körpereigenen Entgiftungs- und Ausleitungsmöglichkeiten bleibt jede spezielle Krebstherapie unvollständig! Diese zusätzliche neue Therapierichtung wird eine biologische sein.

Die Biotherapie des Krebskranken kann durch Substitution oder Modulation eine Änderung des Stoffwechsels transformierter Zellen oder des physiologischen Milieus um den Tumor bewirken. Sie kann zu einer Verbesserung des Zustandes der Grundsubstanz (nach *Heine*) führen, aber auch die Befindlichkeit des Patienten, d. h. seine Lebensqualität positiv beeinflussen.

Im Vergleich zu einer unspezifischen, rein toxischen Strahlen- und Chemotherapie kann mit biologischen Heilverfahren, insbesondere mit der HOT, selektiv in biologische Prozesse eingegriffen werden. Es lassen sich dadurch viele Medikamente einsparen. Bei kritischer Wertung kann die HOT als biologische Begleittherapie beim Krebskranken jedem praktisch und klinisch tätigen Arzt empfohlen werden.

Vergleich von HOT mit UVB – Erfahrungen aus der Praxis

Die bisherigen Erfahrungen in der Praxis zeigen (über 5 Jahre), daß der HOT eine Prävalenz einzuräumen ist. Sie benötigt weniger Behandlungen, die Intervalle können rascher verlängert werden.

Die arteriellen und venösen Durchblutungsstörungen sprechen auf HOT gleich gut an. Die Behandlung mit UVB muß jedoch in kürzeren Intervallen (zwei- bis dreimal häufiger als HOT) eingesetzt werden.

Bei der Behandlung von arteriellen Durchblutungsstörungen beim Diabetiker ist die HOT zwei- bis dreimal wöchentlich anzuwenden bis zur Stabilisierung des Blutzuckers. Die UVB muß anfangs täglich oder jeden 2. Tag erfolgen. UVB sollte etwa doppelt bis dreimal so häufig eingesetzt werden wie die HOT bis zur Stabilisierung der diabetischen Stoffwechsellage.

Bisherige Erfahrungen zeigen auch, daß Stoffwechselerkrankungen wie Hyperlipidämie und Urikämie mit der HOT erfolgreicher angegangen werden können, d. h. es kommt rascher zur Veränderung der Laborparameter in Richtung Norm. Bei Krankheiten mit erniedrigtem pO_2-Wert im venösen Bereich (Cor pulmonale, Lungenemphysem, Mitralvitium, Venostase u. a.) ist die HOT wirksamer und deshalb der UVB vorzuziehen.

Patienten mit Hyperthyreose vertragen die UVB gut, während es durch HOT zu Palpitationen, Hitzewallungen und Hypertonus kommen kann.

Vergleichende klinische Untersuchungen an Universitätskliniken sind im Gange, um gesicherte Daten über Gemeinsamkeiten und Unterschiede von HOT und UVB zu erhalten.

Zur Therapie des inoperablen Ulcus cruris

Norbert Kliche

Erkrankungen des venösen Systems gehören heute laut Statistik der WHO zu den häufigsten Krankheiten überhaupt. Ganz besonders haben zivilisatorische Einflüsse zu einer deutlichen Zunahme geführt. Sie sind von erheblicher sozial- und arbeitsmedizinischer wie auch sozioökonomischer Bedeutung. *Dinkel* u. Mitarb. (25) haben in einer Studie von 1980 darauf hingewiesen, daß ca. 2 % der ambulant behandelten Patienten den Arzt wegen venöser Beschwerden aufsuchen. Eine zentrale Stellung kommt hierbei dem Ulcus cruris zu.

In der Genese venöser Ulcera crura nimmt die chronisch-venöse Hypertonie eine Schlüsselposition ein. Sie ist fast ausschließlich Folge einer durch eine tiefe Leitveneninsuffizienz auf der Grundlage thrombophlebitischer Prozesse im tiefen Venenbereich mit ausgiebiger Zerstörung des Klappenapparates entstandenen chronisch-venösen Insuffizienz (116). Wir verwenden diesen Begriff, wenn es im Gefolge einer lang andauernden venösen Abflußstörung zu deutlich erkennbaren Veränderungen an Kutis und Subkutis gekommen ist. Dieses sind in erster Linie Ödeme, das Stauungsekzem, die Corona phlebectatica, Hyperkeratosen, Dermatosklerosen, die Pachydermie und letztendlich das Ulcus cruris (208). Je nachdem, ob die Abflußstörung durch eine primäre Varikosis oder durch postthrombotische Veränderungen der tiefen Venen hervorgerufen worden ist, sprechen wir von einem varikösen Symptomenkomplex oder vom postthrombotischen Syndrom (145). Entsprechend gestaltet sich auch die Unterscheidung venöser Ulzera in das Ulcus cruris varicosum (ca. 30–40 %) und das Ulcus cruris postthromboticum (ca. 60 %) aller Fälle (61).

Da beiden Formen obligat die Insuffizienz der Venae perforantes, insbesondere im Bereich der Cockettschen Gruppe, zugrunde liegt, erhebt sich die Frage nach dem pathophysiologischen Unterschied zwischen beiden Ulkustypen: Während das Ulcus cruris varicosum infolge einer aus einer Stammveneninsuffizienz resultierenden Perforatoreninsuffizienz bei intaktem tiefen Venensystem entsteht, liegen beim Ulcus cruris postthromboticum zusätzlich schwerste Zerstörungen des Klappenapparates bei einem insuffizienten tiefen Leitvenensystem vor. Somit besteht zwischen beiden Varianten, insbesondere hinsichtlich ihrer therapeutischen Angängigkeit, ein bedeutender qualitativer Unterschied (18). Postthrombotische Klappeninsuffizienzen der Unterschenkelvenen in Verbindung mit proximalen Refluxen dürften für die Entstehung von Ulcera crura eine wesentlich größere Bedeutung haben als zentrale Abflußbehinderungen, welche von einer intakten venösen Pumpwirkung noch gut kompensiert werden. So führt beispielsweise eine proximale venöse Okklusion bei isolierter Beckenvenenthrombose mit intakter peripherer Venenpumpe zwar zu einem Ödem, erzeugt aber noch kein Ulkus. Erst die intermittierende Rückströmung von venösem Blut durch die stark erweiterten Perforansvenen, insbesondere der Cockettschen Gruppe, bis in die Hautvenolen ist für die Ulkusentstehung verantwortlich (18).

Die Cockett-Venen verlaufen fast horizontal durch die dünnen Weichteilschichten des Unterschenkels medial oberhalb des Malleolus tibialis und übertragen den systolischen Rammstoß der Druckwelle des Blutes, der bei unisoner Kontraktion der Wadenmuskulatur noch verstärkt wird, auf die Peripherie, so daß bei jeder Gehbewegung starke Impulse aus der Tiefe des Venensystems das Venolennetz der Haut strapazieren (19). Dieser systolisch-diastolische Pendelfuß beträgt im Mittel 300 ml/min. Im Mikrozirkulationsgebiet der entsprechenden Gewebezonen kommt es zur Dermatoliposklerose und zu Pigmentablagerungen durch Melanin und Hämosiderin. Eine hypoxisch bedingte Störung des fibrinolytischen Potentials im Gewebe ist Ursache dafür, daß das extravaskulär ausgetretene Fibrin sich perikapillär zu unlöslichen Komplexen sammelt und für Sklerose und Fibrose im Ulkusbereich verantwortlich ist (42). Aufgrund von Untersuchungen mittels Mikrolymphographie, Isotopenlymphographie und indirekter Röntgenlymphographie wissen wir, daß auch die Lymphdrainage als Transportweg für die vermehrt anfallende lymphpflichtige Last bei den Hauterscheinungen der chronischen Veneninsuffizienz lokal gestört ist, so daß es dadurch zu pathologischen Eiweißansammlungen im Gewebe kommt (122).

Die Hypoxie bei transkutaner pO_2-Messung im Ulkusgebiet (38) kann einerseits durch die Rarefizierung oberflächlicher Blutkapillaren, andererseits durch die Barrierewirkung der perikapillären Fibrinmanschetten erklärt werden. Durch Erhöhung der Fluidität des Blutes im kapillären Bereich und damit des O_2-Druckgradienten bei erhöhter venöser O_2-Utilisation zwischen Intra- und Extravaskulärraum durch die UV-Bestrahlung des Blutes kann die lokale Hypoxie beim venösen Ulkus – im Unterschied zum arteriellen Geschwür, bei dem der O_2-Transport von vornherein nicht funktioniert (115), rasch überwunden werden. Die lokale Hypoxie ist letztendlich als entscheidender pathogenetischer Faktor für Zelltod und Ulkusentstehung bei allen vaskulär bedingten Ulzera anzusehen.

Ca. 85 % aller Unterschenkelgeschwüre sind venöse Ulzera (15). Die große sozialmedizinische Bedeutung dieser Erkrankung, an der mehr als 1 % unserer erwachsenen Bevölkerung leidet, ist unbestritten. Aus internistischer und auch chirurgischer Sicht gilt Ulcus cruris postthromboticum bei destruiertem tiefen Klappenapparat als Crux medicorum (113). Wird im internationalen Schrifttum von einigen wenigen Autoren für das hölzerne vernarbte Ulkus mit völliger Insuffizienz des Klappenapparates der tiefen Venen immerhin noch eine 5-Jahres-Erfolgsrate von 50 % (!) nach radikaler chirurgischer Exstirpation mit plastischer Hautdeckung angegeben (101, 170), so lehnen die meisten Gefäßchirurgen ein invasives Vorgehen in Fällen ausgedehnter Obliterationen der tiefen Venen und auch in Fällen großflächiger tiefer Ulzerationen, die 10 Jahre und länger bestehen, ab (116). Mit Hilfe der UV-Bestrahlung des Blutes gelingt es heute in über 90 % der Fälle, auch die letztgenannten Ulkusformen zur Abheilung zu bringen, wobei natürlich eine weiterführende Kompressionsbehandlung erforderlich ist.

Als Präzedenzfall von sieben in den Jahren 1987/88 durchgeführten erfolgreichen Behandlungen berichten wir über eine 64jährige Patientin mit besonders ungünstiger Konstellation des tiefen Klappenapparates nach ausgedehnter Thrombophlebitis profunda beidseits (Abb. 1 u. 2). Am linken Unterschenkel fand sich an typischer Stelle ein seit 21 Jahren bestehendes, 8 cm langes und 3,5 cm breites Ulkus mit derben Indurationen des Randgebietes (Abb. 3); rechts ein seit 15 Jahren bestehendes 6 cm langes und 2,5 cm breites gleichartiges Ulkus (Abb. 4). Bereits vor mehreren Jahren hatte sich die Patientin viermal erfolglos mehrwöchigen klinischen Behandlungen unterzogen.

Mit der UV-Bestrahlung begannen wir im September 1987 in dreitägigen Abständen. Bereits nach der vierten Behandlung zeigten sich erste Granulationen als schlierige Eiterstraße auf dem

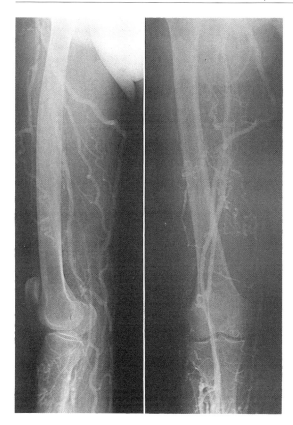

Abb. 1   Phlebographie der linken unteren Extremität a.p. und seitl. (Oberschenkelbereich). Obliteration der tiefen Leitvenen. Varikös entartete V. saphena magna.

noch 14 Tage zuvor lachsroten, reaktionslosen Wundgrund (Abb. 5 u. 6). Die etwa 3 mm betragende Differenz zwischen Wundgrund und oberem Hautniveau begann sich langsam auszugleichen. Gleichzeitig kam es zu einer lebhaften serösen Exsudation, und die Patientin gab eine Verstärkung der Wundschmerzen an.

Im Verlaufe der 10.–12. Sitzung hatten sich die Ulzera rechts und links bereits um je 2 cm in der Länge und 1 cm in der Breite verkürzt, und die Patientin gab ein Nachlassen der subjektiven Schmerzempfindung an. Nach der 16. UVB hatten sich beide Ulzera auf die Hälfte ihrer ursprünglichen Größe verkleinert, und das Granulationsgewebe war von der Tiefe her zum Hautniveau

aufgestiegen (Abb. 7 u. 8). Am 7. 5. 1988 schließlich, nach 40 Bestrahlungen innerhalb von 9 Monaten, waren beide Beine vollständig abgeheilt, und die Patientin lief 2 Monate ohne Kompressionsverbände. Auch hatten sich die tiefbräunlichen Pigmentationen an den Randgebieten der Ulzera deutlich aufgehellt (Abb. 9–11). Nach der am 25. 6. 1988 durchgeführten rechtsseitigen Phlebographie kam es, vermutlich als Ausdruck eines Kontrastmittelreizes und sicher auch infolge der zweimonatigen unterlassenen Kompression, zur Epidermitis mit einer abermaligen stecknadelkopfgroßen Ulkusbildung beidseits, die sich aber im weiteren Behandlungsverlauf schnell zurückbildete.

Behandlungen in ca. 6wöchigem Ab-

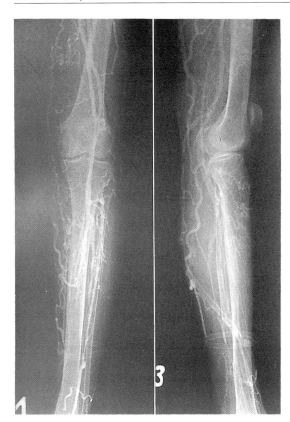

Abb. 2 Phlebographie der linken unteren Extremität a.p. und seitl. (Unterschenkelbereich). Zustand nach Thrombophlebitis profunda mit Abfluß über die stark geschlängelt verlaufende V. saphena magna. V. perforantes nicht gefüllt (Abt. Kariovaskuläre Diagnostik d. Städt. Krankenhauses im Friedrichshain, Dir. Prof. H. A. Müller).

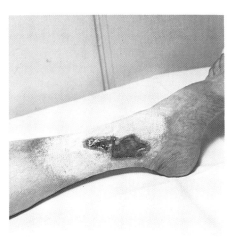

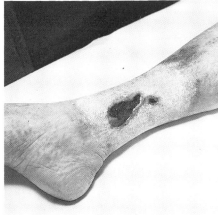

Abb. 3   Ulcus cruris links vor Behandlung.   Abb. 4   Ulcus cruris rechts vor Behandlung.

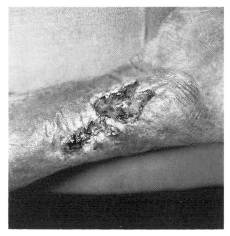

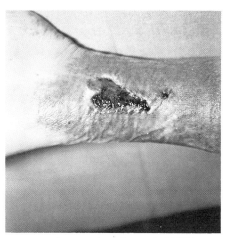

Abb. 5   Ulcus cruris links nach 4 UVB.   Abb. 6   Ulcus cruris rechts nach 4 UVB.

stand bei allerdings täglicher Kompression mittels einer Polsterbinde (SYS-pur-moll®) aus Polyurethanweichschaum sind geeignet, diesen Zustand dauerhaft aufrechtzuerhalten. Zu geeigneten Anlässen, wie beim öffentlichen Baden, bei Sport und Spiel im Garten oder bei festlichen Gelegenheiten, kann auf die Kompression ohne weiteres über 24 Stunden verzichtet werden. Zur Zeit wird die Patientin seit 2 Jahren nicht mehr behandelt, ohne daß bisher ein Rezidiv aufgetreten ist.

Venöse Ulcera crura mit normal funktionierendem tiefem Venensystem und intakten Beckenvenen sind in der Hälfte der angegebenen Zeit mittels UVB zur Abheilung zu bringen. Daraufhin erfolgt das möglichst sofortige Stripping der V. saphena magna mit Unterbindung der Perforansvenen. Diese Patienten bleiben dann lebenslang beschwerdefrei und bedürfen nur in Ausnahmefällen einer weiteren Kompressionsbehandlung.

Im November 1986 stellte sich uns eine 46jährige adipöse Patientin vor, die über 17 Jahre unter ausgedehnten Ulcera crura an typischer Stelle litt und über Monate in vier unterschiedlichen stationären Einrichtungen behandelt wurde, ohne

daß der geringste Erfolg zu verzeichnen war. Nach den Ergebnissen der im Juni 1986 beidseits durchgeführten Funktionsphlebographien ergab sich für uns überraschenderweise ein an beiden unteren Extremitäten durchgängiges tiefes Venensystem ohne Anhalt für postthrombotische Veränderungen. Morphologisch bestanden eine beidseitige schwere Insuffizienz der V. saphena magna mit bidirektionaler Füllung, eine Stamm- und Seitenastvarikosis an den Ober- und Unterschenkeln, partielle Parvainsuffizienzen am distalen Unterschenkel rechts mit Seitenastvarikosis und erheblicher beidseitiger Perfororeninsuffizienz.

Vor Behandlungsbeginn wurde unter entsprechender Kontrolle die kardiale Dekompensation der 172 cm großen und 96 kg schweren Patientin beseitigt, wobei das Körpergewicht auf 90 kg reduziert werden konnte. Es waren dann insgesamt 23 UV-Behandlungen über einen Zeitraum von 7 Monaten vonnöten, um die großflächigen und tiefen Ulzera zur völligen Abheilung zu bringen. Auch hier zeigten sich die typischen Heilungsphasen in recht charakteristischer Art und Weise. So tritt nach etwa 4–5

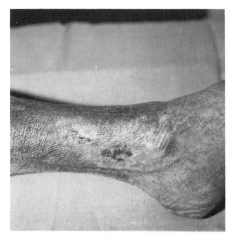

Abb. 7   Ulcus cruris links nach 2 Monaten Behandlungszeit.

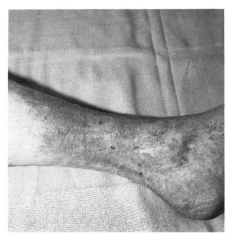

Abb. 9   Abgeheiltes Ulcus cruris links mit artifiziellen Kratzeffekten.

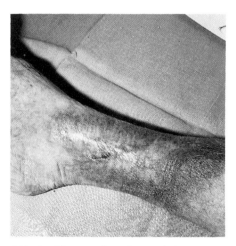

Abb. 8   Ulcus cruris rechts nach 2 Monaten Behandlungszeit.

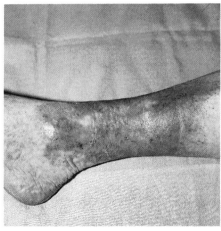

Abb. 10   Abgeheiltes Ulcus cruris rechts mit artifiziellen Kratzeffekten.

Behandlung eine überaus starke seröse Exsudation im Wundbereich auf, die mit der Neubildung von Granulationsgewebe und heftigen lokalen Schmerzen einhergeht (Stadium I). Ausreichend saugfähige Mullagen und mehrmaliger Verbandswechsel am Tage sind erforderlich, um das Wundgebiet sauber und trocken zu halten. Gegen die heftigen Schmerzen verordnen wir als Analgetikum meist Oramon®-Suppositorien (Oramon® entspricht betr. Zusammensetzung und Dosierung in etwa dem in der BRD vertriebenen Allional®) und Lepinal® 0,3 (Phenaemal®) zur Nacht. Haben die Granulationen den Ulkusrand erreicht, so lassen

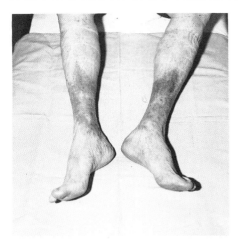

Abb. 11   Rechter und linker Unterschenkel der Patientin mit abgeheilten Ulcera crura. Deutliche Aufhellung der bräunlichen Lipofuszineinlagerungen und Erweichung der Dermatosklerosen.

die Schmerzen augenblicklich nach und die Exsudation geht zurück: das Wundgebiet ist jetzt fast trocken (Stadium II). Über den Wundrand hinausgehende Granulationen werden mittels eines Argentum-nitricum-Stiftes vorsichtig geätzt.

Nun beginnt sich in der Regel das Ulkus einmal vom Rand her zusammenzuziehen, zum zweiten stellt sich oft eine narbige Brückenbildung ein, die die vorhandene Restwundfläche teilt (Stadium III). Zu dieser Zeit liegen dann nach ca. 12–15 UV-Behandlungen nur noch etwa 30 % Wundfläche vor.

In dieser Phase allerdings, die sich auch in einer Aufhellung der zirkulären Hämosiderose und Lipofuszinose kennzeichnet, kommt es in den überwiegenden Fällen zu einer Epidermitis um das Wundgebiet herum, die höchstwahrscheinlich als Hypersensibilitätserscheinung auf eine Unzahl jahrelang angewandter Pharmaka im neu oxygenierten und folglich allergologisch anders reagierenden Umgebungsareal gedeutet werden muß. Diesem vom Patienten kaum

unterdrückbaren Juckreiz muß durch Interna und Externa energisch entgegengewirkt werden, da es sonst, besonders nachts bei Bettwärme, zu schlimmen Kratzeffekten kommen kann. Neben der internen Anwendung von Antihistaminika verwenden wir extern möglichst wenig sensibilisierende Pharmaka. Besonders bewährt hat sich hierbei eine Salben-Rezeptur aus

Digitoxintropfen	30,0 g
Aescusantropfen[1]	30,0 g
Ol. citrici	6,0 g
Ung. emuls. aquos. ad 100,0 g	

Sie garantiert im epidermitischen zirkulären Wundbereich durch Tonisierung der erweiterten Kapillaren mittels Digitoxin eine zuverlässige Linderung des Juckreizes.

Es kommt nun im Verlauf von weiteren 4 Wochen zur völligen Epithelialisierung des Wundgebietes, zum Nachlassen der Schmerzen und des Juckreizes (Stadium IV). Hier eignen sich antibiotische Salben, z. B. auf Gentamicin-Grundlage, um eine Reinfektion des frisch vernarbten Wundbereiches zu verhindern. Keloidbildungen oder verstärkte Kollageneinlagerungen werden kaum beobachtet. Tritt tatsächlich einmal eine Verhärtung im Sinne einer oft durch Zugspannungen des Wundbereiches entstehenden Dermatosklerose auf, so sind glukokortikoidhaltige Externa geeignet, eine milde Erweichung, bei allerdings total geschlossenem Ulkus, herbeizuführen. Anschließend sollte das Magnastripping mit sorgfältiger Unterbindung sämtlicher Perforansvenen durchgeführt werden.

Eine dritte Patientin stellte sich Anfang Dezember 1988 wegen beidseitiger Ulcera crura in unserer Sprechstunde vor. Diese Frau war 53 Jahre alt, jedoch wesentlich jünger aussehend, war Mutter von 6 Kindern, wog 68 kg bei einer Größe von 159 cm. Hier lag eine ausgespro-

[1] Aescusan®-Tropfen = wäßriger Auszug aus Roßkastaniensamen, entsprechend dem in der BRD gebräuchlichen Venostasin®.

chene familiäre Belastung vor. Beide Großmütter und ihre Mutter litten unter Diabetes mellitus Typ II und hatten schon vom etwa 30. Lebensjahr an »offene Beine«. Am linken Unterschenkel der Patientin bestand seit 23 Jahren ein jetzt ca. 7 cm langes und 4 cm breites Ulkus an typischer Stelle; rechts ein 5 cm langes und etwa 3 cm breites Ulkus. Eine linksseitige Thrombose wurde vor 20 Jahren angegeben. Bei Behandlungsbeginn bestand eine oberflächliche Thrombophlebitis rechts, die vor Bestrahlungsbeginn mit V-Tablopen® (Phenoxymethylpenicillin), Micristin® (ASS bzw. Colfarit®), Hcpathromb®-Salbe, einem Antivarikosum aus Organopheparinoid 5 000 IE, Methylhydroxybenzoat 0,12 g, Prophylhydroxybenzoat 0,089 g (L/W Emulsion), und kühlenden Kochsalzumschlägen behandelt wurde.

Ergebnis der Phlebographie: tiefes Venensystem   beidseits   durchgängig. Schwere Magnainsuffizienz (Stadium IV nach Hach). Cockett-Venen-Insuffizienz und Seitenastvarikosis beidseits. Am 25. 1. 1989 begannen wir mit der ersten UVB und hatten bis zum 22. 3. 1989 in wöchentlichem Abstand erst 6 Behandlungen hinter uns, da zwei Versuche wegen schlechter Venenverhältnisse gescheitert waren.

Überhaupt kann man feststellen, daß bei einer Reihe von Patienten mit ausgeprägter Familienanamnese sehr schlechte Venenverhältnisse und Venenwandschwächen vorliegen. Die zur UV-Behandlung benötigten Venen sind oft so weich, daß sie kaum palpiert werden können und von der punktierenden Kanüle fast widerstandslos erfaßt werden. Am 25. 3. 1989 kam es während der laufenden Behandlung überraschenderweise zu einer Thrombophlebitis superficialis des linken Unterschenkels, so daß die Bestrahlung wegen der plötzlich angestiegenen starken Gerinnung und der Unmöglichkeit einer Retransfusion des bestrahlten Blutes abermals unterbrochen werden mußte.

Neben der üblichen Therapie verordneten wir hier zusätzlich Pentoxifyllin (Ralofekt®, Agapurin®) (in der BRD als Trental® bzw. Rentylin® im Handel) und Diclofenac-Natrium (Rewodina®). Nach Abklingen der Entzündung bedurfte es noch weiterer 8 UV-Bestrahlungen, ehe bei der Patientin das Magnastripping rechts und links durchgeführt werden konnte. Nach Beendigung der letzten Operation nahm sie nach einer angemessenen Pause von 6 Wochen, die überwiegend mit physiotherapeutischen und konditionierenden Maßnahmen ausgefüllt waren, ihre Tätigkeit als Köchin wieder auf und ist bisher beschwerdefrei.

Kurioserweise sei noch ein Fall erwähnt, der eigentlich nicht zu den klassischen Ulcera crura gehört, unseres Erachtens jedoch unbedingte Aufmerksamkeit verdient. Es handelt sich um einen damals 52jährigen Patienten, der schon seit längerer Zeit reichlich dem Alkohol zusprach. Aus diesem Grunde fiel er im Juni 1986 in einen Telefonschacht und zog sich eine Trümmerfraktur der rechten Fibula oberhalb des Sprunggelenkes zu. Nach entsprechender operativer Versorgung kam es zur langdauernden Wundinfektion, so daß Schrauben, Platten und Drähte entfernt werden mußten. Klinischer Lokalbefund vom 3. 6. 1986: 4 × 2 cm großes ovales Ulcus cruris mit dünnem Granulationsgewebe. Deutliche Dislokation der Fibulafragmente. Chronisch-venöse Insuffizienz der gesamten unteren Extremität mit erheblicher Stauung und livider Verfärbung. Keine Stützfunktion; Chirurgen lehnten erneute Intervention ab.

Röntgen vom 16. 6. 1986: Zustand nach Fraktur des Malleolus fibularis und Versorgung durch Osteosynthese. Bohrkanäle noch erkennbar, Bruchspalt noch relativ weit offen. Ein knöcherner Durchbau ist demzufolge nicht erfolgt. Fleckförmige Knochenentkalkungen im Bereich des Malleolus fibularis und der Tibiaepiphyse deuten mit hoher Wahr-

scheinlichkeit auf eine abgelaufene Osteomyelitis hin. Wellige Deformierungen sowie Aufhellungen und Sklerosierungen der Tibiagelenkflächen und des Taluskopfes als Zeichen einer erheblichen Arthrose. Sudecksche Dystrophie des Talus und Kalkaneus. Behandlungsbeginn am 22.7.1986 mit acht UVB in wöchentlichem Abstand:
– gute Wundheilung
– verbesserte Statik
– Nachlassen der Schmerzen
– Entstauung der Extremität und Normalisierung des Hautkolorits

Natürlich wurden alle vier vorab geschilderten Stadien samt ihrer Komplikationen durchlaufen. Besonders ausgeprägt war hier die Epidermitis im Stadium III der Heilungsphase. Sie wurde lokal mit Sol. aethacridini lactici 0,1%, Prothanon®-Gel (Antihistaminikum aus Dioxopromethacinhydrochlorid 0,5g) und einer Mixtur aus

Hydrochinolini sulf.	0,5 g
Zinci oxid.	
Cera lanae	
Ol. ped. tauri āā	60,0 g
Vasel. Flavum ad	200,0 g

erfolgreich behandelt. Weitere UVB in 14tägigen Abständen bis zum 17.2.1987. Röntgen vom 17.2.1987: Zustand nach operativ versorgter bimalleolärer Unterschenkelfraktur. Im Vergleich zur Voraufnahme finden sich jetzt deutlich resorptive Umbauvorgänge am Malleolus tibialis. Der Bruchspalt an der Fibula scheint jetzt ausreichend überbrückt und knöchern durchgebaut. Bezüglich der allgemeinen Demineralisation hat sich der Befund erheblich gebessert.
Weitere Behandlungen erfolgten in 3–4wöchigen Abständen, gekoppelt mit speziellen arbeitstherapeutischen Maßnahmen, so daß die volle Arbeitsfähigkeit des bereits vorzeitig invalidisierten Patienten in seinem Beruf als Ingenieur für Heizung, Lüftung, Sanitär nach 11monatiger Behandlungszeit wiederhergestellt war.

Beim chronischen Ulcus cruris venosum erfolgt anfänglich eine Behandlungsserie von 10 UVB in wöchentlichen Abständen. Kürzere Abstände (3 × wöchentlich) sind nur beim akuten Hörsturz, bei der peripheren Fazialisparese und anderen Akutfällen der gestörten Mikrozirkulation notwendig; hier bringen sie nichts. Danach werden weitere 10 Behandlungen in 14tägigen bis 3wöchigen Abständen durchgeführt. Das Behandlungsziel ist dann meist erreicht.
Die Begleittherapie richtet sich nach dem jeweiligen klinischen Status der einzelnen Patienten. Kardiale Dekompensationen, Stauungsödeme, Exantheme u.a. sollten möglichst vor Therapiebeginn beseitigt werden. Therapeutische Hinweise zur Schmerz- und Juckreizbekämpfung im Stadium I und III wurden bereits gegeben. Intern können die Patienten in hartnäckigen Fällen zur Nacht mit Prothazin® (Atosil®) und Propaphenin® (Megaphen®) ruhiggestellt werden. Sehr oft empfiehlt sich auch eine dermatologische Konsultation.
Wir haben bei den sieben in den Jahren 1987/88 durchgeführten UV-Behandlungen des Ulcus cruris keinen Mißerfolg hinnehmen müssen. Insgesamt konnten von 1985–1989 16 Patienten geheilt werden. Dazu muß natürlich auch bemerkt werden, daß wir an unseren UV-Behandlungstagen leider nur zu einem Drittel Ulcus-cruris-Patienten betreuen können, da sich die Mehrzahl unserer Sorgenkinder aus anderen Indikationsbereichen zusammensetzt.
Nun aber noch ein abschließendes Wort zum postthrombotischen Syndrom. Fast alle Patienten geben im Verlaufe ihrer langen Anamnese häufig in akuter oder chronischer Form aufgetretene Thrombophlebitiden an, so daß man anfänglich geneigt ist, mit hoher Wahrscheinlichkeit an einen kompletten Verschluß des tiefen Bein- oder Beckenvenensystems zu glauben. Sehr häufig kommt es aber selbst nach einer abgelaufenen tiefen Thrombose zu nachfolgender Rekanali-

sation und Organisation der Thromben, so daß kein postthrombotisches Syndrom mehr besteht. Aus diesem Grunde ist vor jedem Behandlungsbeginn die Phlebographie unerläßlich. Sie gibt uns eine eindeutige Aussage über den eingetretenen Venenschaden und entscheidet vor allem über die Durchführung des Strippings der V. saphena magna.

UV-Bestrahlung von Blut als biologische Therapie

Hartmut Heine

Die HOT und UVB sind als biologische Therapien (»Reiztherapien«) weniger für akute Ereignisse als für Prävention, adjuvante Behandlung und Rehabilitation chronischer Krankheiten und Tumoren geeignet.

Das vor ca. 70 Jahren empirisch entwickelte Verfahren hat sich in der Hand der Fachleute, wie die Beiträge dieses Buches zeigen, außerordentlich bewährt.

Wie allgemein bei den biologischen Heilverfahren, zu denen auch die Naturheilverfahren zählen, sind die Nebenwirkungen sehr gering. Gerade dieser Punkt wird von Kritikern moniert. Dabei muß jedoch bedacht werden, daß die biologische Therapie auf die Aktivierung der Selbstheilungskräfte des Organismus gerichtet ist, was im Grunde überhaupt keine schädlichen Nebenwirkungen haben dürfte. Die monokausale Therapie der Schulmedizin zielt dagegen auf das modellhaft im Syndrom erfaßte akute Ereignis ab. Daß aber das Therapieren von Modellen mit Nebenwirkungen behaftet sein muß, ist ebenfalls verständlich.

Äußerst kritisch ist bei biologischen Heilverfahren die Forderung nach »reproduzierbaren Beweisen« in Form des randomisierten Doppelblindversuches zu werten. Da diese Verfahren am Individuum orientiert sind und den hohen Vernetzungsgrad in einem Organismus berücksichtigen, ist aus kybernetischer Sicht klar, daß hier das lineare Ursache-Wirkungsprinzip nicht gelten kann. Von den Eingaben an den Eingängen eines hochvernetzten Systems kann nicht auf die Ausgaben geschlossen werden. Keine der großen randomisierten Studien hat sich an anderen Kliniken reproduzieren lassen. Es ist eben nicht möglich, zur gleichen Zeit, am gleichen Ort das gleiche Patientengut zu bekommen, ge-

schweige denn an verschiedenen Orten. Außerdem hat sich gezeigt, daß die Ergebnisse kontrollierter klinischer Studien niemals die Erkenntnisse aus praktischer Erfahrung übersteigen[*].

Die ärztliche Praxis bedarf der Theorie, d. h. der Wissenschaft, um Grenzen und Möglichkeiten eines Verfahrens erfassen zu können. – Das vorliegende Buch bringt zwei sich ergänzende theoretische Ansätze: einen allgemeinen *(Heine)* und einen molekularbiologischen *(Segal* und *Dehmlow)*. Der allgemeine Ansatz beschreibt das Zusammenspiel von Zelle und Extrazellulärraum. In Erweiterung der Virchowschen Zellularpathologie, bei der die Zelle im Mittelpunkt steht, ist es hier die Trias Endstrombahn – Grundsubstanz – Zelle. Der Bau und die Regulation der Grundsubstanz, sie ist jeder Zelle in bestimmter Form als Molekularsieb vorgeschaltet, entscheidet über Ver- und Entsorgung jeder Zelle. Es ist der informative Fluß aus der Grundsubstanz, der das genetische Material zu Reaktionen veranlaßt – und nicht umgekehrt.

Die Grundsubstanz wird im wesentlichen von Fibrozyten unter dem Einfluß von Metaboliten, Kataboliten, zellulären Botenstoffen (vor allem aus Abwehrzellen), Hormonen, nervösen Botenstoffen und physikochemischen Phänomenen (Ionenstruktur und -ladungen, Dipole usw.) balanciert. Damit die Homöostase eine gewisse Elastizität behält, um Noxen in physiologischer Bandbreite »puffern« zu können, ist die Anregung der physiologischen Leukozytolyse (quantitativ an neutrophilen Granulozyten orientiert) das natürlich vorgegebene Mittel. Dies wird

---

[*] Burkhardt, R., G. Kienle: Die Zulassung von Arzneimitteln und der Widerruf von Zulassungen nach dem Arzneimittelgesetz von 1976. Urachhaus, Stuttgart 1982.

durch die HOT/UVB erreicht. Die Anregung der physiologischen Leukozytolyse, mit Freisetzung großer Mengen freigesetzter biologisch aktiver Substanzen, stellt die Klammer zwischen Grundregulation und Immunsystem dar.

Dehmlow und Segal haben molekularbiologische Befunde dafür erbracht, daß die HOT/UVB geeignet ist, Serumproteine mit schwachen Dipolmomenten (speziell Albumin) in je zwei Halbmoleküle mit starkem Dipolmoment zu spalten. Derartige Dipole haben offenbar eine erregungshemmende Wirkung auf die pathologische Erregungserhöhung erkrankter, nicht aber gesunder Zellen. Dieser Ansatz ist sehr bedeutsam, weil sich damit die Nebenwirkungsarmut des Verfahrens gut erklären läßt. Eine quantitative Abschätzung der Serumalbuminhalbmoleküle bei Reinfusion von 50 ml Eigenblut zeigt, daß ca. $2{,}60 \times 10^{18}$ Halbmoleküle Albumin entstehen. Trotz der starken Verdünnung bei Reinfusion dürfte diese Menge für physiologische Effekte ausreichen.

Die HOT/UVB ist damit eines der theoretisch am besten begründeten biologischen Heilverfahren. Allerdings muß immer der qualitative, individuelle Aspekt einer Krankheit im Auge behalten werden; denn was für den einen Patienten hilfreich sein kann, braucht dies für den anderen nicht zu sein. Dieser Sachverhalt ist bei allen biologischen Therapien, einschließlich der Naturheilverfahren, zu bedenken.

In der biologischen Medizin darf es somit eigentlich keine Spezialisten geben. Es muß ein ganzes Spektrum von Verfahren praktisch verfügbar sein, selbstverständlich mit den jeweiligen speziellen Kenntnissen. Die Qualität des Krankheitsgeschehens und die Individualität des Patienten verlangt, daß nach gründlicher Anamnese und Diagnostik u. U. von verschiedenen Seiten mit verschiedenen Möglichkeiten in die gestörte Homöostase regelnd eingegriffen wird. Dabei ist das unmittelbare akute Ereignis Domäne der Schulmedizin.

Um zurück in die Toleranzbreite physiologischer Norm zu kommen, müssen jedoch auch die am Individuum orientierten Möglichkeiten biologischer Heilverfahren genutzt werden.

Literaturverzeichnis

1 Albers, H. und Kromphardt, H.: Die hämatogene Oxydationstherapie (HOT) nach Wehrli. Med. Klin. 55 (1960) 108–114
2 Alexander, Katja et al.: Untersuchungen zur Fließeigenschaft des Blutes in der Schwangerschaft unter besonderer Berücksichtigung der intrauterinen somatischen Retardierung und deren Beeinflussung mittels Ultraviolettbestrahlung des Eigenblutes. Z. Geburtshilfe Perinatol., in Druck
3 Ardenne, v. M. et al.: Messungen über permanente bzw. zeitweilige Steigerung der arterio-venösen pO_2-Differenz durch den O_2-Mehrschritt-Regenerationsprozeß bzw. Reinfusion von UV-bestrahltem Eigenblut. Dt. Gesundh.-Wesen 35 (1980) 1 620–1 629
4 Bäumler, H. et al.: Experimentelle Untersuchungen zum rheologischen Verhalten von Blut bei Ultraviolettbestrahlung (UVB). Z. ges. inn. Med. 37 (1982) 458–465
5 Bartusch, M.: Die Steigerung der Arbeitsleistung unter ischämischen Bedingungen durch ultraviolette Blutbestrahlung. Biologische Medizin 1 (1980) 216–220
6 Becher, E. et al.: Bestrahlung des strömenden Blutes mit ultraviolettem Licht. Münch. med. Wschr. 82 (1935) 872
7 Becker, W.: Untersuchung von Lipiden und Lipoproteinen sowie verschiedenen Laborparametern nach HOT. Inauguraldissertation 1, 1982
8 Beensen, V., G. Ernst, I. Schreyer, G. Pöhlmann, G. Grohmann und F. Gollmick: Chromosomenuntersuchungen bei Patienten mit arterieller Verschlußkrankheit nach Retransfusion von ultraviolettbestrahltem Eigenblut. Z. klin. Med. 43 (1988) 473–476
9 Beese, V., Klammt J., Melzer, H.-J.: Klinische Untersuchungen zum Einfluß einer Ultraviolett-Bestrahlung von Venenblut (UVB) auf Wundheilung und postoperative Beschwerden. Z. Stomatol. (DDR), in Druck
10 Beier, W. (Autorenkollektiv): Erzeugung, Messung und Anwendung ultravioletter Strahlen. Fortschritte der experimentellen und theoretischen Biophysik Bd. 25. VEB Georg Thieme, Leipzig 1980
11 Belgrad, D.: Klinische und funktionsdiagnostische Objektivierung durchblutungsfördernder Effekte der Ultraviolettbestrahlung (UVB) von Eigenblutes bei peripheren arteriellen Durchblutungsstörungen vom Typ II bis IV nach Fontaine. Dissertationsschrift (A), Jena 1985
12 Benthaus, J.: Die Wirkung von ultravioletten Strahlen auf Blutgerinnung, Retraktion und Fibrinolyse. Blut 8 (1962) 16–21
13 Bering, Fr. und Meyer, H.: Experimentelle Studien über die Wirkung des Lichtes. Strahlentherapie 1 (1912) 411–437
14 Bernstein, J.: Lehrbuch der Physiologie des tierischen Organismus, im Speziellen des Menschen. Enke, Stuttgart 1902
15 Biland, L., Widmer, L. K., Bailloch, L.: Zur Häufigkeit und Bedeutung des Ulcus cruris. Ther.

Umsch./Revue thérapeutique (Bern) 41 (1984) 12, 834
16 Brand, J.: Praktische und klinische Erfahrungen mit der HOT (fotobiologische Oxydationstherapie). Ärztezeitschr. Naturheilverf. 22 (1982) 153–161
17 Brand, J.: Migränebehandlung in einer Fachklinik, Ärztezeitschr. Naturheilverf. 25 (1984) 80–84
18 Brunner, U.: Klinische Untersuchung und Differentialdiagnose des offenen Beines. Ther. Umsch./Revue thérapeutique (Bern) 41 (1984) 12, 839
19 Bullinger, A., Franzek, K. U.: Apparative Untersuchungen bei schwerer chronisch-venöser Insuffizienz. Ther. Umsch./Revue thérapeutique (Bern) 41 (1984) 12, 846
20 Busse: Kreislaufphysiologie. Thieme, Stuttgart 1982
21 Cerami, A. et al.: Glucose und Altern. Spektrum d. Wissenschaft 7 (1987) 44–50
22 Dähn, W. u. Mitarb.: Elektroenzephalographie (EEG) in Korrelation zur zerebralen Impedanzmessung (CIM) vor und nach der Retransfusion uv-bestrahlten Eigenblutes (UVB). Z. klin. Med. 41 (1986), 443–445
23 Dehmlow, R.: Veränderungen biochemischer und pathophysiologischer Parameter bei der UV-Bestrahlung unter besonderer Berücksichtigung der Serumeiweiße. 75. Ärztlicher Fortbildungskongreß des Zentralverbandes der Ärzte für Naturheilfahren e. V. Sept. 1988, Freudenstadt
24 Dehmlow, R. und Segal, J.: Die Rolle der Serumeiweiße bei der Ultraviolettbestrahlung des Blutes (UVB) – neuere experimentelle Resultate und theoretische Zusammenhänge. Erfahrungsheilk. 38 (1989) 219–222
25 Dinkel, R. H.: Epidemiologie und Sozioökonomie venöser Erkrankungen. Basel Juli 1987
26 Doerfler, J.: Hämatogene Oxydationstherapie zur Krebsbehandlung. Krebsgeschehen 6 (1972) 136
27 Doerfler, J.: Neue Erkenntnisse bei der Hämatogenen Oxydationstherapie (HOT). Biolog. Medizin 8 (1979) 423–430
28 Doerfler, J.: HOT – eine vorbeugende Behandlung gegen Arteriosklerose und ihre Folgekrankheiten. Erfahrungsheilk. 29 (1980) 726–730
29 Doerfler, J. (Hrsg.): Hämatogene Oxydationstherapie (HOT). Freudenstädter und Baden-Badener Vorträge (1980 und 1981). Medizinisch-literarische Verlagsgesellschaft mbH, Uelzen 1982
30 Doerfler, J.: Kurze Einführung in die HOT und ihre wissenschaftliche Dokumentation. Erfahrungsheilk. 12 (1984)
31 Doerfler, J.: Chronische Polyarthritis – die Hämatogene Oxydationstherapie (HOT) als zusätzliche Behandlung. Ärztezeitschr. Naturheilverf. 25 (1984) 53–58
32 Doerfler, J., Krimmel, M.: HOT in der Praxis. Erfahrungsheilk. 5 (1985) 349–358
33 Doery, J. C. G., R. C. Dickson and J. Hirsh: Induction of aggregation of human blood platelets by ultraviolet light: Action sprectrum and structural changes. Blood 42 (1973) 551–555

34 Ehrly, A.-M.: Veränderungen der Fließeigenschaften des Blutes und der Erythrozyten bei arteriellen Verschlußerkrankungen. Med. Welt 26 (1975) 1 971–1 972

35 Ellinger, Fr.: Die biologischen Grundlagen der Strahlenbehandlung. Urban & Schwarzenberg, München 1935

36 Elstner, E. F.: Med. Welt 22 (1984) 728–735

37 Ernst, E.: Klinische Hämorheologie. Münch. med. Wschr. Medizin Verlag, München 1983

38 Ernst, F. D.: Funktionelle Beziehungen zwischen Mikrozirkulation und Sauerstoffversorgung (physiologische Besonderheiten bei der polarographen pO_2-Messung im Gewebe). Z. ges. inn. Med. (Leipzig) 40 (1985) 9, 249

39 Fervers, C.: Die Behandlung von Anämien mit ultraviolett bestrahltem Eigenblut. Arch. klin. Med. 175 (1933) 226–240

40 Frick, G.: Standardisierungsvorschlag der Absolutzählung basophiler Granulozyten. Folia haematol. 101 (1974a) 717–723

41 Frick, G.: Zur Wirkung der Ultraviolettbestrahlung des Blutes auf das Blutbild. Folia haematol. 101 (1974b) 871–877

42 Frick, G., Frick, U.: Einige neuere Aspekte der Thromboseentstehung und -prophylaxe. Z. inn. Med. 30 (1975) 17, 561

43 Frick, G.: Der Einfluß der Ultraviolettbestrahlung des Blutes auf das hämopoetische System. Z. Physiother. 27 (1975) 425–429

44 Frick, G., H.-J. Förster und U. Frick: Eine neue Methode zur Erfassung der Thrombozytenfunktion bei Patienten und in Blutkonserven. Folia haematol. 105 (1978) 376–383

45 Frick, G., I. Wiedenhöft und U. Frick: Hämatologische Befunde zur Ultraviolettbestrahlung des Blutes unter besonderer Berücksichtigung der Thrombozytenaggregation. Z. Physiother. 34 (1982) 265–272

46 Frick, G., U. Frick und I. Wiedenhöft: Wirkung der Ultraviolettbestrahlung des Blutes auf die Thrombozytenfunktion und den Cholesterolspiegel. Folia haematol. 110 (1983) 258–267

47 Frick, G.: Weiterentwicklung und Einsatz der Druckmessung bei der kombinierten Thrombozytenadhäsions- und -aggregationsauslösung (DKTA) in Diagnostik und Therapie von Thrombozytenfunktionsstörungen sowie in der Thrombozytenkonservierung. Promotion-B-Schrift, Greifswald 1984

48 Frick, G., Frick, Ursula und Brachmann, K.: Langzeiteffekte in der Schmerzbehandlung der Gonarthrose mit der Ultraviolettbestrahlung des Blutes. Wiss. Z. Ernst-Moritz-Arndt-Universität Greifswald, Med. Reihe 36 (1987) 82–84

49 Frick, G., U. Frick, I. Wiedenhöft und K. Brachmann: Prophylaxe und Therapie der Arteriosklerose mit der Ultraviolettbestrahlung des Blutes (UVB). Poster 15. Internistenkongreß, Leipzig 1988

50 Frick, G.: Fibel der Ultraviolettbestrahlung des Blutes. Wissenschaftliche Beiträge der Ernst-Moritz-Arndt-Universität, Greifswald 1989

51 Frick, U.: Die Anregung der Fibrinolyse durch Ultraviolettbestrahlung des Blutes. Z. Physiother. 27 (1975) 431–434

52 Frick, U., und G. Frick: Verhalten der Fibrinogenwerte unter der UVB. Z. Physiother. 38 (1986) 189–194

53 Fülgraff, G.: Der kontrollierte klinische Versuch – Eine kritische Würdigung. Pharmazeut. Ztg. 130 (1985) 3 309–3 314

54 Gänsicke, F.-W. und Wiesner, S.: Der Einfluß der Ultraviolettbestrahlung des Eigenblutes auf den Glukoseumsatz. Z. Physiother. 27 (1975) 435–436

55 Gänsicke, F.-W. und Wiesner, S.: Entwicklung und Anwendung eines Gerätes zur Ultraviolettbestrahlung des Blutes (UVB) sowie Objektivierung klinischer Effekte bei der Behandlung chronisch-arterieller Verschlußerkrankungen der unteren Extremitäten. Dissertationsschrift (B), Jena 1989

56 Ganelina, I. et al.: Zur Therapie schwerer Stenocardien mittels UVB und zu einigen Wirkungsmechanismen dieser Therapie. Fol. Haemat. (Leipzig) 109 (1982) 470–482

57 Ganelina, I. E. und Samoilova, K. A.: Die Mechanismen der Wirkung UV-bestrahlten Blutes auf den Organismus des Menschen und der Tiere. NAUKA, Leningrad 1986

58 Geserick, G. u. Mitarb.: Serumproteinveränderungen bei Typisierung genetischer Serumprotein-Polymorphismen nach UV-Bestrahlung von Serumproben. Z. Klin. Med. 42 (1987) 2 089–2 091

59 Goebel, K. M.: Einfluß der HOT auf den Stoffwechsel, Enzymgehalt und Fließeigenschaften der Erythrozyten. Vortrag Medizinische Woche, Baden-Baden 1982

60 Goldstein, M. N., Burdman, J. A. and Journey, L. J.: J. Nat. Cancer Inst. 32 (1964) 165–171

61 Goor, W.: Die Verödungsbehandlung beim Ulcus cruris varicosum. Ther. Umsch./Revue thérapeutique (Bern) 41 (1984) 12, 869

62 Gromov, A. E. et al.: Die Wirkung der Reinfusion UV-bestrahlten Eigenblutes auf die rheologischen Eigenschaften des Blutes. In: Mechanismen der Wirkung UV-bestrahlten Blutes auf den Organismus des Menschen und der Tiere. Hrsg.: I. E. Ganelina und K. A. Samoilova. Nauka, Moskau 1986, 207–211 (russisch)

63 Gruner, S., C. Riese, S. Schnitzler, H. Meffert und E. Karasek: Prolongation of the survival of allogeneic skin grafts in mice by PUVA treatment. Experientia 40 (1984) 82–85

64 Grunwald-Delitz, H., G. Frick, G. Pöhlmann und H. Lang: Chromosomale Proteine transformierender Lymphozyten unter dem Einfluß der UVB. 8. Arbeitstagung UVB, Lenz/Malchow 1983

65 Gutmann, V. und Resch, G.: Hochpotenz und Molekularkonzept. therapeutikon 4 (1988) 245–252

66 Hascall, V. C. and Hascall, G. K.: Proteoglycans. In: Hey, E. D. (Ed.): Cell Biology of the Extracellular Matrix. 2nd ed. Plenum Press, New York, London 1983 (pp. 39–64)

67 Hauss, W. H. et al.: Die unspezifische Mesenchymreaktion. Thieme, Stuttgart 1968

68 Havlíček, H.: Die Behandlung eitriger Prozesse mit Reinjektion ultraviolett bestrahlten Blutes und Eiters. Arch. klin. Chir. 180 (1934) 102–104

69 Hazlewood, C. F.: Acta Biochim. Biophys. Acad. Sci. Hung. 12 (1977) 263–273

70 Heine, H. und Domann, M.: Fibronectin – plasmin sensitive glycoprotein of the transit zone. Protec-

tion by aprotinin. Arzneim.-Forsch./Drug Res. 34 (1984) 696–698

71 Heine, H.: Das System der Grundregulation, Haug Verlag, Heidelberg 1988

72 Heine, H.: Markierung von Blutzellen mit einem Lektin-Karbohydrat-Komplex. Erweiterte Funktionsdiagnostik an Blutausstrichen. Z. mikrosk.-anat. Forsch.102 (1988) 54–62

73 Heine, H.: Aufbau und Funktion der Grundsubstanz. In: Pischinger, A.: Das System der Grundregulation. 7. Aufl., neubearb. von H. Heine. Haug, Heidelberg 1989 (pp. 13–87)

74 Henrich, H.: Die praktische Bedeutung des Fließverhaltens des Blutes für die Kreislauffunktion. Therapiewoche 33 (1983) 817–823

75 Hildmann, H.: HOT-Behandlung bei stenosierenden Gefäßerkrankungen. Phys. Med. u. Rehabil. 13 (1972) 135

76 Hölzel, K.: Die Wirkung der HOT auf den Brenztraubensäurespiegel im Blut. Ärztl. Wschr. 14 (1959) 735–737

77 Hollemann, A. F., Richter, F.: Lehrbuch der organischen Chemie. 37.–41. Aufl. de Gruyter, Berlin 1963

78 Joklik, O. F.: Fortschritte in der Strahlentherapie des Krebses mit Gammastrahlen des Kobalt 60. Archiv. Geschwulstforsch. 16, 3 (1960) 201–222

79 Kaffarnik, H.: Einfluß der Laborparameter durch HOT. Erfahrungsheilk. 31 (1982) 1 008

80 Kaffarnik,H., Becker, W., Zöfel, P., Otte, U.: Lipide und Lipoproteine sowie verschiedene Laborparameter nach Hämatogener Oxydationstherapie. Ärztezeitschr. Naturheilverf. 10 (1983) 563–565

81 Kalaidjiew, A. und J. Segal: Die Struktur biologisch aktiver Eiweiße, Verlag der Humboldt-Universität zu Berlin, 1966

82 Kappert, A.: Angiologie. 11. Aufl. Huber, Bern 1985 (pp. 68–75)

83 Kariakin, A. M. et al.: Hämosorption und Ultraviolettbestrahlung des Blutes bei der Behandlung der akuten Sepsis (russ.). Vestn. Khir. 130 (1983) 109–112

84 Kiesewetter, H., Jung, F.(Hrsg.): Konservative Therapie peripherer und zerebraler arterieller Durchblutungsstörungen. Ermer, Homburg/Saar 1987

85 Klammt, J. u. Mitarb.: Die Anwendung der UVB nach operativer Entfernung von Weisheitszähnen. Vortrag auf der 10. Arbeitstagung zur UVB, Schwerin 1986

86 Klemm, W. und Schaper, Ursula: Messungen der Veränderung des antioxidativen Schutzenzyms Superoxiddismutase (SOD; EC 1.15.1.1) im Blut durch die Sauerstoff-Mehrschritt-Therapie (O_2MT). Z. Labor.-Diagn. 28 (1987) 14–17

87 Kliche, N.: Fahrradergometrische Messungen an Patienten mit peripheren arteriellen Durchblutungsstörungen nach ultravioletter Eigenblutbestrahlung. Z. Physiother. 34 (1982) 221–223

88 Klink, Dagmar: Zur Wirkung der UV-Bestrahlung des Eigenblutes bei der cerebrovaskulären Insuffizienz unter besonderer Berücksichtigung der Hirnleistung. Dissertationsschrift (A), Jena 1984

89 Knott, E. K.: Development of ultraviolett blood irradiation. Amer. J. Surg. 76 (1948) 156–171

90 Koester, W.: Neue Aspekte in der Behandlung endogener Augenentzündungen und von Durchblutungsstörungen am Augenhintergrund durch Ultraviolettbestrahlung des Eigenblutes (UVB). Kongreßband XI. Kongreß der Gesellschaft der Augenärzte der DDR, Karl-Marx-Stadt 1977 (pp. 191–193)

91 Koester, W.: Zitiert im Tagungsbericht der 7. Arbeitstagung zur UVB am 1. u. 2. Okt. 1982 in Lenz/Malchow, DDR

92 Kollath, W.: Probleme und Ergebnisse der Lichtbiologie. Strahlentherapie 31 (1929) 226–237

93 Krimmel, M.: Durchblutungsstörungen der unteren Extremitäten und ihre Behandlung bzw. Nachbehandlung mit der HOT. Erfahrungsheilk. 2 (1982) 116–122

94 Krimmel, M.: 15jährige Erfahrung in der allgemeinen Praxis mit der nichttoxischen, ganzheitlichen, immunologischen Langzeittherapie des Krebses unter besonderer Berücksichtigung der HOT. Vortrag Medizinische Woche Baden-Baden 1982

95 Krimmel, M.: Behandlung von peripheren Durchblutungsstörungen in der Allgemeinpraxis mit HOT. Ärztezeitschr. Naturheilverf. 6 (1983) 323–332

96 Krimmel, M.: Hämatogene Oxydationstherapie, Kompendium. Selbstverlag, Lindau 1986

97 Krimmel, M.: HOT zur Verbesserung der Mikrozirkulation. Ärztezeitschr. Naturheilverf. 3 (1986)

98 Krimmel, M.: Hämatogene Oxidationstherapie (HOT) als Begleitbehandlung des Krebskranken. Ärztezeitschr. Naturheilverf. 7 (1989) 534–536

99 Krylenkov, V. A., A. N. Bubnov, K. A. Samoilova, A. Jakovlev, L. N. Sinkovskaja und L. D. Serova: Der Einfluß kurzwelliger UV-Strahlung auf die Lebensfähigkeit und verschiedene immunologische Besonderheiten von menschlichen T-Lymphozyten. In: K. A. Samoilova (Hrsg.): Fotobiologie der lebenden Zelle, Reihe »Wissenschaft«, Leningrad 1979 (pp. 227–231)

100 Kurella, G.: Physiochemie des Ursprungs der Biopotentiale. Moskau 1969 (russisch)

101 Ladetzki, H. H., Lambrecht, R., Rosenkranz, M.: Spätergebnisse operativ behandelter chronischer venöser Unterschenkelgeschwüre. Z. Klin. Med. 42 (1987) 3, 201

102 Levine, St. A. and Kidd, M. P.: Antioxidant Adaption. Its Role in Free Radical Pathology. Biocurrent Division, San Leandro, California 1985

103 Liebscher, K.: Die extrakorporale Ultraviolettbestrahlung des Blutes (UVB) als Behandlungsmöglichkeit des Hörsturzes. HNO-Praxis, in Druck

104 Ling, G. N.: J. Physiol. 280 (1978) 105–123

105 Linke, A., und G. Frick: Bildreihentafel zur Merkmalsklassifizierung der Strukturen von Erythrozytenrandzonen (ERZ) auf speziell präparierten Blutausstrichen. Folia haematol. 110 (1983) 858–867

106 Lukjanova, N. I. et al.: Prophylaxe von Rezidiven und Reinfarkten mit der Anwendung von Ultraviolett-Eigenblut (russ.). In: Komarova, F. I. (Hrsg.): Prophylaxe von Erkrankungen innerer Organe und deren Dispensaire. Moskva 1978 (pp. 75–79)

107 Lukjanova, N. I. et al.: Methode der Reinfusion von Chemoluminiszenzblut bei der Behandlung ischämischer Erkrankungen des Herzens und der

peripheren Gefäße. Ministerium für Gesundheits-
wesen der UdSSR, Charkow 1979

108 Marx, R., Hellbrügge, Th.: Elektrophoretische
und gerinnungsphysiologische Untersuchungen an
UV-bestrahltem Plasma und Plasmafraktionen.
Med. Z. 6 (1952) 30–36

109 Meffert, H., F. Böhm und N. Sönnichsen: Zerstörung peripherer Lymphozyten durch 8-MOP und
UV-A. Derm. Mschr. 166 (1980) 244–264

110 Melzer, H.-J. et al.: Zur Anwendung der Ultraviolettbestrahlung des Eigenblutes in der Augenheilkunde. Dt. Gesundh.-Wesen 30 (1975) 903–906

111 Miley, G. P. and Christensen, J. A.: Ultraviolet
blood irradiation therapy in acute virus- and virus-
like infections. Rev. gastro-enterol. 15 (1948)
271–283

112 Murina, M. A., A. K. Anosov und D. U. Rost-
shupkin: Veränderung der Aggregation von Erythrozyten und Thrombozyten unter der Einwirkung
ultravioletter Strahlen (russ.). Biofizika 29 (1984)
92–95

113 Nachbur, B.: Die chirurgische Behandlung des Ulcus cruris venosum. Ther. Umsch./Revue thérapeutique (Bern) 41 (1984) 12, 873

114 Naswitis, K.: Über die Folgen der direkten Bestrahlung des Blutes mit ultraviolettem Licht. Med.
Klinik 1922, 1 410–1 411

115 Netz, V.: Ein Vorschlag für die unblutige routine-
mäßige Funktionsprüfung der O$_2$-Dynamik im peripheren Gewebe. Z. gesamte inn. Med. (Leipzig)
41 (1986) 22, 623

116 Neugebauer, J., Müller, H. A.: Venenerkrankun-
gen der Extremitäten. Volk und Gesundheit, Berlin 1982

117 Ohlenschläger, G., Römer, E.: Die biologische
Oxidation und die aktivierten Sauerstoffstufen.
Ärztezeitschr. Naturheilverf. 7 (1985) 83–93

118 Ohlenschläger, G.: Biochemische Grundlagen der
HOT. Vortrag Ärztliche Fortbildung, 70. Kongreß
des Zentralverbandes der Ärzte für Naturheilverfahren. Freudenstadt, März 1986

119 Ohlenschläger, G., Berger, J.: Die Lipidperoxidation – ein für viele Erkrankungen Grundlage pa-
thobiochemisches Problem. Ärztezeitschr. Naturheilverf. 9 (1989) 713–727

120 Olney, R. C.: Ultraviolet blood irradiation in bili-
ary disease. Amer. J. Surg. 72 (1946) 235–238

121 Olney, R. C.: Effective treatment of resistant sta-
phylococci and infectious and serum hepatitis. J.
Amer. Med. Wom. Ass. 14 (1959) 131–133

122 Partsch, H.: Das offene Bein, klinische Pathophysiologie. Ther. Umsch./Revue thérapeutique
(Bern) 41 (1984) 12, 825

123 Pelz, L.: Chromosomenuntersuchungen nach Ultraviolettbestrahlung des Blutes. Vortrag 5. Arbeitstagung UVB, Sternberg 1975

124 Pischinger, A.: Das Schicksal der Leukozyten. Z.
mikr.-anat. Forsch. 63 (1957) 627–629

125 Pischinger, A.: Das System der Grundregulation.
Grundlagen für eine ganzheitsbiologische Theorie
der Medizin. 4. Aufl. Haug, Heidelberg 1983

126 Pöhlmann, G., Lerche, D., Bäumler, H.: Zur
Beurteilung von Therapieeffekten bei Patienten
mit peripheren arteriellen Durchblutungsstörungen
mittels rheologischer Parameter. Vortrag auf dem
2. Symposium Hämorheologie, Kühlungsborn 1983

127 Pöhlmann, G.: Vergleichende Untersuchungen zur
Wirkungsweise und Wertigkeit unterschiedlicher
Verfahren in der Therapie peripherer Durchblu-
tungsstörungen. Therapiequantifizierungen und -
optimierungen mit Hilfe diagnostischer Verfahren.
Promotion-B-Schrift, Jena 1985

128 Pöhlmann, G. et al.: Klinisch-experimentelle Untersuchungen zur Wirkung der Retransfusion von
ultraviolettbestrahltem Eigenblut bei Patienten mit
peripherer arterieller Verschlußkrankheit. Z. ärztl.
Fortbild. 81 (1987) 121–125

129 Popp, F. A.: Biophotonen. Dr. Ewald Fischer-Ver-
lag, Heidelberg 1976

130 Popp, F. A.: Theorien der Krebsentstehung, Ärztezeitschr. Naturheilverf. 23, 3 (1982) 115–124

131 Potašev, L. V. u. Mitarb.: Apparatur zur Ultraviolettbestrahlung des Blutes (russ.) Vestn. Khir.
118 (1977) 124–126

132 Prokop, O. und W. Göhler: Forensische Medizin.
VEB Verlag Volk und Wissen, Berlin 1975

133 Przemek, H.: UV-Bestrahlung des strömenden
Blutes und ihre bisherigen Erfolge. Strahlentherapie 88 (1952), 552–526

134 Putinzeva, O. B. et al.: Die Wirkung der UV-Bestrahlung auf die physikochemischen Eigenschaften von Plasma und Serum des Spenderblutes (pp.
238–244). In: Mechanismus der Wirkung usw.
Vgl. Ganelina, N. E., 1986

135 Rajewsky, B.: Aktuelle Fragen der Ultraviolett-
Forschung. Strahlentherapie 83 (1950) 104–108

136 Rebbeck, E. W.: Preoperative Hemo-irradiation.
Am. J. Surg. 56 (1943) 259–265

137 Repke, H. u. Mitarb.: Tierexperimentelle Modell-
untersuchungen zur Wirkung von ultravioletter
Strahlung (UVC) auf Blut und isolierte Zellpopula-
tionen. Folia Haematol. 111 (1984) 50–59

138 Rumjanzev, W. B. und Trubilin, N. T.: Reinfusion
kleiner Mengen uv-bestrahlten Blutes bei der Behandlung von Patienten mit Phlegmonen des Ge-
sichtes und Halses (russ.). Ministerium für Ge-
sundheitswesen der RfSSR, Moskau 1982

139 Savelev, V. S. et al.: Korrektur rheologischer Störungen durch UV-Bestrahlung des Blutes (russ.).
Vestn. Akad. Med. Nauk SSSR 10 (1981) 72–74

140 Scherf, H.-P. et al.: Charakterisierung des Effektes
der Retransfusion UV-bestrahlten Eigenblutes
(UVB) – synoptische Betrachtung klinischer, metabolischer, rheologischer und hämodynamischer
Ergebnisse an Patienten mit arterieller Verschlußkrankheit. Z. ges. inn. Med. 38 (1938)
488–494

141 Scherf, H.-P., H. Ziegler-Böhme, H. Meffert, M.
Thümmler und N. Sönnichsen: Steigerung der
Phagozytose polymorphkerniger Leukozyten durch
UV-Ganzkörperbestrahlung und extrakorporale
UV-Blutbestrahlung. Dermatol. Mschr. 171 (1985)
319–324

142. Scherf, H.-P.: Vergleichende Untersuchungen zur
Wirkung von Ultraviolettbestrahlung der Haut
bzw. des Blutes bei Patienten mit arterieller Verschlußkrankheit, Psoriasis und Gesunden. Promotion-B-Schrift, Berlin 1986

143 Scherf, H. P. et al.: Arterieller und venöser Sau-
erstoff-Partialdruck bzw. Nutzungsfaktor und
^{133}Xenon-Muskelclearance nach UV-Bestrahlung
der Haut oder des Blutes von Gesunden und Kran-

ken mit arterieller Verschlußkrankheit bzw. Psoriasis. Z. Physiother. 40 (1988) 315–322

144 Scherf, H. P. et al.: Serielle Infrarot- und UV-Ganzkörperbestrahlung sowie Schein- und UV-Bestrahlung venösen Eigenblutes bei peripherer arterieller Verschlußkrankheit. Z. ges. inn. Med. 44 (1989) 201–207

145 Schmidt, H. E.: Phlebographie bei chronisch-venöser Insuffizienz. Ther. Umsch./Revue thérapeutique (Bern) 41 (1984) 12, 851

146 Schmid-Schönbein, H.: Physiologie und Pathophysiologie der Mikrozirkulation aus rheologischer Sicht. Internist 23 (1982) 359–374

147 Schnitzler, St.: Pharmakologische Aspekte von Immunrekationen. Wissenschaftliche Taschenbücher. Akademie-Verlag, Berlin 1979

148 Schubert, v. E.: Das Blut als Angriffsfläche der ultravioletten Strahlen. Dtsch. med. Wschr. 52 (1926) 903–906

149 Schulz, F. H. und H. Knobloch: Abhängigkeit der Fibrinogen- und Fibrinolysewerte vom Lebensalter. Münch. med. Wschr. 96 (1954) 1 226–1 229

150 Segal, J.: Die Erregbarkeit der lebenden Materie. Fischer, Jena 1958

151 Segal, Lilli und J., Segal: Biophysikalische Aspekte der Immunreaktionen, Thieme, Leipzig 1974

152 Segal, J.: Biophysikalische Aspekte der elementaren Zellfunktionen. Thieme, Leipzig 1978

153 Segal, J. und R. Dehmlow in: HOT – Freudenstädter und Baden-Badener Vorträge (1982–1986). Medizinisch Literarische Verlagsgesellschaft mbH, Uelzen (zum Druck angenommen)

154 Segal, J., Körner, U. und Leiterer-Kate, P.: Die Entstehung des Lebens aus biophysikalischer Sicht. Fischer, Jena 1983

155 Segal, J. und Dehmlow, R.: Acta Biochim. Biophys. Acad. Sci. Hung. 22 (1987) 433–462

156 Segal, J., Dehmlow, R.: Gedanken zur therapeutischen Wirkung der UVB bei Viruserkrankungen. Erfahrungsheilk. 5 (1989) 289–293

157 Seng, G.: Behandlung von Lebererkrankungen mit HOT. Erfahrungsheilk. 5 (1983) 314–316

158 Seng, G.: HOT in der Geriatrie. Ärztezeitschr. Naturheilverf. 4 (1987) 294–298

159 Seng, G.: Hämatogene Oxidationstherapie. therpeutikon 6 (1988) 370–373

160 Senger, I.: HOT beim Karzinompatienten, Ärztezeitschr. Naturheilverf. 24 (1983) 381–383

161 Senger, I.: Therapie der AVK in der Praxis unter Kontrolle der fotothermographischen Darstellung vor und nach HOT. Erfahrungsheilk. 13 (1985)

162 Stadtlaender, H.: Untersuchungen zur »Hämatogenen Oxidationstherapie« nach Wehrli und Steinbarth über die Atmungsaktivität von Rattenleberhomogenat im Warburgversuch sowie von Blut unbehandelter und mit der »Hämatogenen Oxidationstherapie« behandelter Patienten sowie über das Verhalten der Peroxydase in den Granulozyten des peripheren Blutes mit Hilfe der Peroxydasefärbung nach Sato. Dissertationsschrift (A), Berlin 1969

163 Stadtlaender, H.: Experimentelle und klinische Befunde bei der Anwendung der hämatogenen Oxidationstherapie (HOT). Medizin u. Rehabilitation 18 (1977) 451

164 Stadtlaender, H.: Hämatogene Oxidationsthera-

pie – HOT. 2. Aufl. Piepersche Druckerei und Verlagsanstalt, Clausthal-Zellerfeld 1983

165 Stadtlaender, H. (Hrsg.): Wörterbuch der HOT Haug, Heidelberg 1988

166 Standl: Mikroangiopathie und Stoffwechselkontrole bei Diabetes mellitus. Medica. 6, 7 (1982)

167 Szczeklik, A., R. Nizankowski, S. Skawinski, J. Szczeklik, F. Gluszko und R. J. Gryglewski: Successful therapy of advanced arteriosclerosis obliterans with prostacyclin. Lancet X (1979) 1 111–1 114

168 Thomas, F.: Die Anwendung einfacher Prinzipien der Regelung komplexer Systeme auf die Humanmedizin. DEVLR Mitt. 84–13, Braunschweig 1986

169 Trincher, K.: Die Gesetze der biologischen Thermodynamik. Urban & Schwarzenberg, Wien, München, Baltimore 1981

170 Tschopp, H., Donski, P.: Die plastisch chirurgische Therapie des »offenen Beines«. Ther. Umsch./Revue thérapeutique (Bern) 41 (1984) 12, 878

171 Uhlenbruck, G. et al.: Lektine und die Organotropie der Metastasierung. Dtsch. med. Wschr. 111 (1986) 991–995

172 Virchow, R.: Die Cellularpathologie in ihrer Bedeutung auf physiologische und pathologische Gewebslehre. Hirschwald, Berlin 1858

173 Vogel, Kornelia: Die Ultraviolett-Eigenblutbestrahlung in der Behandlung der zentralen arteriosklerotischen Chorioretinopathie. Promotion A-Schrift, Medizinische Akademie Magdeburg, Magdeburg 1989

174 Volpert, E. J. et al.: Ein modifiziertes Fibrillationsmodell bei der Kombination von interventrikulärer Arterienligatur mit der Ultraviolettbestrahlung des Blutes (russ.). Kardiologia 24 (1984) 66–69

175 Wagner, K.: Die künstliche Höhensonne (Quarzlampe) in der Medizin. Deutsche Vereinsdruckerei und Verlagsanstalt, Graz 1917

176 Weber, G.: Pharmakologisches Substrat der chronischen arteriellen Verschlußkrankheit. Therapiewoche 32 (1982) 611

177 Wehrli, F.: Ergebnisse der Kastschen extravasalen Sauerstoff-Ultraviolettstrahlen-Behandlung des Blutes. Ars. Medici 11 (1949) 689–694

178 Wehrli, F.: Erfahrungen in der Hämatogenen Oxidationstherapie (HOT). Ars Medici 44 (1954)

179 Wehrli, F.: Die Behandlung von Blut mit Sauerstoff unter gleichzeitiger Bestrahlung mit ultraviolettem Licht. Kongreß der Europäischen Gesellschaft für Hämatologie, Freiburg 1955

180 Wehrli, F.: Behandlung der Koronarsklerose. Therapiewoche 19, 20 (1955)

181 Wehrli, F.: Die Koronarsklerose in der Hämatogenen Oxidationstherapie. Referat auf dem IV. Internationalen Kongreß für Erkrankungen der Thoraxorgane. Köln, August 1956

182 Wehrli, F.: Die Hämatogene Oxidationstherapie (HOT). Medizin heute 7 (1958) 97–106

183 Wehrli, F.: Über die Hämatogene Oxidationstherapie. Hippokrates 29 (1958) 551–555

184 Weinstein, R. et al.: Dual role of fibronectin in hematopoetic differentiation. Blood 73 (1988) 111–116

185 Wels, P.: Neue Untersuchungen über die Reduk-

tionswirkung der belichteten Haut. Strahlentherapie 111 (1960) 325–329

186 Wiesner, A., Wiesner, S.: Zur Wirkungsweise der Ultraviolettbestrahlung des Blutes bei chronisch-arterieller Verschlußkrankheit der unteren Extremitäten. Z. Physiotherapie 37 (1985) 115–121

187 Wiesner, Anke und Fisch, H.-J.: Medizintechnische und -methodische Entwicklung der UV-Bestrahlung des Eigenblutes. Wiss. Zschr. TH Ilmenau 32 (1986) 145–165

188 Wiesner, Anke: Über experimentelle und klinische Ergebnisse bei der therapeutischen Anwendung von Ultraviolettstrahlung in der Medizin unter besonderer Berücksichtigung der Ultraviolettbestrahlung des Eigenblutes aus historischer Sicht. Dissertationsschrift (A), Berlin 1987

189 Wiesner, S. und Stadtlaender, H.: Vorrichtung zur Behandlung von Blut, Plasma und anderen Flüssigkeiten aus lebenden Organismen. Patentschrift 55 756 vom 18. VI. 1966

190 Wiesner, S.: Die Behandlung peripherer Durchblutungsstörungen mit der Hämatogenen Oxydationstherapie (HOT). Dtsch. Gesundh.-Wesen 22 (1967) 1 264–1 265

191 Wiesner, S. u. Mitarb.: Vorrichtung zur Behandlung von Blut, Plasma und anderen Flüssigkeiten aus Organismen. Patentschrift 69 886 vom 22. VII. 1968

192 Wiesner, S.: Der Einfluß von UV-Licht auf die Sauerstoffaufnahme des Gewebes bei arteriellen Verschlußkrankheiten. Radiobiol. Radiother. 14 (1973) 295–298

193 Wiesner, S., Frick, G., Hübner, W.: Erfahrungen mit der Ultraviolettbestrahlung des Blutes bei chronischen Erkrankungen. Z. ärztl. Fortbildung 60 (1974) 10–13

194 Wiesner, S.: Die Anwendung der Ultraviolettbestrahlung des Blutes bei arteriellen Verschlußkrankheiten. Dtsch. Gesundh.-Wesen 30 (1975) 1 045–1 051

195 Wiesner, S.: siehe 194

196 Wiesner, S., Gänsicke, F.-W. und Rogacki, B.: Die Anwendung der Ultraviolettbestrahlung des Blutes (UVB) bei arteriellen Verschlußerkrankungen. Z. Physiother. 27 (1975) 437–441

197 Wiesner, S., Gänsicke, F.-W., und Wiesner, Anke: Möglichkeiten zur Behandlung arterieller Verschlußkrankheiten mit Ultraviolettbestrahlung des Blutes. Z. Altersforsch. 33 (1978) 397–399

198 Wiesner, S. und Melzer, H.-J.: Über einen Soforteffekt der Ultraviolettbestrahlung des Blutes (UVB) bei der Behandlung arterieller Verschlußkrankheiten. Z. Physiother. 34 (1982) 141–143

199 Wiesner, S.: Tagungsbericht über die 7. Arbeitstagung zur UV-Bestrahlung des Blutes am 1. und 2. 10. 82, Z. Physiother. 36 (1984) 115–121

200 Wirthgen, A.: Untersuchung von Phosphatiden, Erythrozytenenzymen und der Blutgerinnung nach HOT. Inauguraldissertation, Marburg 1982

201 Wosnitzka, H., Linke, A. und Frick, G.: Erste Ergebnisse venenverschlußplethysmografischer Verlaufsbeobachtungen nach UVB bei Patienten mit arterieller Verschlußkrankheit. 9. Arbeitstagung UVB, Ferch/Potsdam 1984

202 Yamada, K. M.: Fibronectin and Other Structural Proteins. In: Hey, E. D. (Ed.): Cell Biology of Extracellular Matrix. 2nd ed. Plenum Press, New York, London 1983 (pp. 95–114)

203 Zettel, G.: Erhöhung der Röntgentoleranz des Gewebes durch die Hämatogene Oxydationstherapie. Ärztl. Prax. 23 (1971) 629–630

204 Ziepert, Maria und Ziepert, M.: Zur Wirkung der Ultraviolettbestrahlung des Eigenblutes bei der Migräne. Promotion A-Schrift, Friedrich-Schiller-Universität Jena, Jena 1987

205 Zilliken, F.: Singulett-Sauerstoff $^1O_2$ ein wesentlicher Wirkungsfaktor bei der HOT-Behandlung. Erfahrungsheilkunde 28, 11 (1979) 849–853

206 Zilliken, F., Dewes, W.: HOT-UVC-Licht und Biosynthese von Prostaglandinen. Nach einem Vortrag Medizinische Woche, Baden-Baden 1981. Erfahrungsheilk. 31 (1982) 84

207 Zilliken, F., Dewes, W., Kurth, H. J.: Die Wirkung der UVC-Bestrahlung auf die Cholesterin-Triglycerid- und Harnsäurewerte des menschlichen Blutes. Erfahrungsheilk. 31 (1982) 170

208 Zortea-Caflich, C., Hansa-Conza, M.: Kontaktallergie bei chronisch-venöser Insuffizienz: Therapeutische Konsequenzen aus dermatologischer Sicht. Ther. Umsch./Revue thérapeutique (Bern) 41 (1984) 12, 863

209 Zwiener, U. und Belgrad, D.: Objektivierung rheologisch-hämodynamischer und metabolischer Effekte der Ultraviolett-Bestrahlung venösen Eigenblutes bei peripheren arteriellen Durchblutungsstörungen vom Typ II–IV nach Fontaine. Z. ges. inn. Med. 42 (1987) 44–50

Sachverzeichnis

Hippokrates

Lehrbuch der NEU in 2. Auflage
Naturheilverfahren

Herausgegeben von
K.-Ch. Schimmel, Meersburg

Band 1: 2., neubearbeitete und erweiterte Auflage
1990, 512 Seiten, 120 Abbildungen, 27 Tabellen,
15,5 × 23 cm, gebunden DM 128,–
ISBN 3-7773-0981-8

Band 2: 2., neubearbeitete und erweiterte Auflage
1990, 296 Seiten, 65 Abbildungen, 8 Tabellen,
15,5 × 23 cm, gebunden DM 84,–
ISBN 3-7773-0982-6

»Naturheilverfahren als Teil der Gesamtmedizin verwenden ganzheitliche diagnostische und therapeutische Methoden in der Prävention, Therapie und Rehabilitation. – Naturheilverfahren verwenden dabei bevorzugt genuine Naturfaktoren mit dem Ziel einer Anregung und Unterstützung der dem Organismus eigenen Ordnungs- und Heilkräfte. Sie basieren auf der klassischen, hippokratischen Medizin, die eine Motivierung des Patienten zur Mitarbeit an seiner Lebensgestaltung fordert.«

Zentralverband der Ärzte für Naturheilverfahren

Seit 1956 wurden Naturheilverfahren durch eine Empfehlung des Deutschen Ärztetages erstmals von den Landesärztekammern der Bundesrepublik Deutschland in die ärztliche Weiterbildung aufgenommen. Die Anerkennung einer Zusatzbezeichnung Naturheilverfahren ist seither von Weiterbildungsnachweisen abhängig, um Grundwissen und Verständnis für diese Heilverfahren bei praktizierenden Ärzten zu gewährleisten. Die Lehrinhalte wurden vom Weiterbildungsausschuß der Bundesärztekammer festgelegt und sollen auch bis 1993 in die medizin. Ausbildung an den Universitäten und Hochschulen integriert werden.

Preisänderungen vorbehalten